我國新冠病毒

防疫政策

之研究

張耕維 著

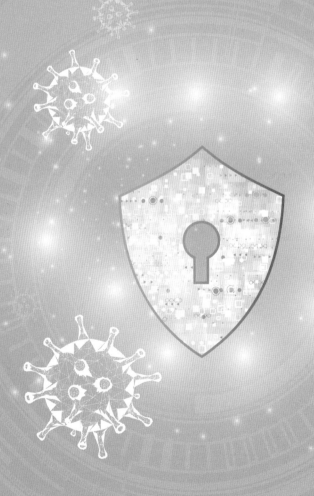
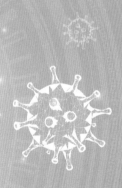

前 言

　　自從2019年底、2020年初武漢發生新冠病毒肺炎大流行，經過一年半載的發展，新冠病毒的足跡已經飄過五大洋六大洲。隨著全球化以及交通工具的快速發展，原本只是侷限在一個地方的病毒，也有機會向外擴展。目前人類對於病毒的世界還很茫然，因為對於微小的世界還有很多未知東西。作者嘗試從我國新冠病毒防疫政策之研究，探討這未知的世界，知識的累積是要透過前人的努力，步舞前人追蹤新冠病毒疫情，一起參與人類合作對抗新冠病毒的盛事。

　　本書共計七章，分別是第一章導論、第二章理論基礎與文獻探討、第三章決策者或決策機構、第四章決策環境、第五章決策目標與政策產出、第六章政策執行與後果評估、第七章結論。十八節約15萬字，花了十個月將近一年的專研。

　　本於過去十年研究生生涯，曾編著「公共衛生新思維」，尚未成書，探討兩岸醫師執照政策比較研究、人類生存規則的演化、台灣食品安全衛生法之修法研究、台灣食品安全衛生政策發展之研究：政策窗觀點、健康照護：複雜性科學之觀點、複雜性科學進入英美公共衛生領域、公共衛生政策：層級體制在複雜性思維的爭論。以及介紹科學新知，譬如癌症轉移：上皮-間質轉換，天然物的發現：過去、現在、未來，世界衛生組織健康促進之探討、世界衛生組織、Neuron書評：在軸突初始區域的訊息加工、醫療法修法：杜絕醫療院所營利化。林林總總共計十三篇論文，打下我一些學術研究的基礎。

　　感謝科際整合月刊刊載我公共衛生新思潮的13篇論文。科際整合月刊是由自然科學及社會科學領域學者專家組成，他們開闢這個園地不斷地努力在耕耘，歷經五年寒暑已蔚然成蔭。有關醫學領域方面的有台北醫學大學林松洲教授、台灣大學醫學院孫安迪教授，也是台大免疫學博士，陽明大學潘懷宗教授，他是藥理學博士，曾任第三屆國民大會代表、現任台北市議員。在這個科際整合月刊的園地和群組，經常受教吸收他們的思想觀念，早已耳濡目染。特別潘懷宗教授經常在電視「我不是新聞」這個節目，針對新冠病毒疫情加以剖析並痛下針貶，以及他在康健雜誌HERO發表很多COVID-19精闢的論文，對我受益良多。

　　每當寫完我國新冠病毒防疫政策之研究各個章節時，就將初稿E-Mail敬呈白主任其卉教授指正，感謝她提供三大建議，並引薦兩位莊坤洋、莊瑛智教授，面授機宜。感謝台北醫學大學公共衛生研究所碩士班的同學、以及曾經教過我應用微生物學以及醫用免疫學的醫學科學所有的老師們。

　　最後，謹以本書獻給天下所有對抗肆虐全球新冠病毒第一線的醫護人員、中央及地方政府官員，帶領全國百姓共度難關。對中央研究院、各公私立大學醫學院校研究機構、民間企業配合政府，不眠不休研究、生產抗COVID-19檢測試劑、疫苗、藥品、口罩、消毒等戰略物資，以及所有幕後有功人員致以最高的敬意。尤其是，要為世界人類因新冠病毒確診致病7576萬人、死亡168萬人，致以最深沉的哀思和追悼。

張耕維　謹誌

2020/12/20

目 錄

第一章　導論

第一節　研究動機 2
第二節　研究範圍與目的 2
第三節　名詞界定 4
第四節　研究方法 6
第五節　研究架構 8

第二章　理論基礎與文獻探討

第一節　理論基礎 12
一、新冠病毒起源說 12
二、新冠病毒特性說 15
三、新冠病毒結構說 16
四、新冠病毒命名說 19
第二節　文獻探討 20

第三章　決策者或決策機構

第一節　行政院衛生福利部疾病管制署 27
一、行政院衛生福利部疾病管制署體制名稱
　　之演變 27
二、三次冠狀病毒防疫決策者和所、局、署
　　首長之危機處理 29

第二節　中央流行疫情指揮中心 35

　　一、超前部署 37

　　二、中央疫情指揮中心記者會 39

　　三、「新型冠狀病毒防疫」宣導短片 42

　　四、啟動傳染病防治醫療網 44

第三節　聯合國世界衛生組織 45

第四章　決策環境

第一節　國際環境 52

　　一、大陸武漢爆發新冠病毒 52

　　二、歐美其他各國疫情擴散 59

　　三、國際使用科技控制疫情的差異性 64

第二節　國內環境 65

　　一、臺灣醫療體系抗SARS經驗 65

　　二、國內完整全民健保制度 67

　　三、具備口罩防疫戰略物資 68

第五章　決策目標與政策產出

第一節　新冠病毒圍堵法 76

第二節　新冠病毒免疫法 80

第三節　我國新冠病毒防疫法 84

　　一、主戰派圍堵法為主，主和派免疫法為輔 84

　　二、群體免疫、先天免疫、後天免疫、

　　　　體液免疫 85

　　三、新冠病毒主戰派圍堵法的政策產出 87

第六章　政策執行與後果評估

第一節　防疫大作戰 98
　　一、武漢返台包機事件 98
　　二、入境普篩 100
　　三、強制檢疫隔離 108
　　四、居家自主管理 109
　　五、口罩外交與疫苗外交 111
第二節　防疫新生活 113
　　一、紓困方案 114
　　二、「三倍」振興券 120
第三節　臺灣地區民眾對新冠病毒防疫政策認知傾向 121
　　一、量化分析 122
　　二、質化分析 127

第七章　結論

參考文獻 138
附件一　傳染病指定應變醫院及支援合作醫院名單 147
附件二　傳染病指定隔離醫院及應變醫院名單 149
附件三　臺灣地區民眾對新冠病毒防疫政策問卷調查表 . 160

附錄　我國新冠病毒防疫政策大事記

一、新冠肺炎防疫100天大事記 162
二、武漢肺炎大事記：從全球到臺灣 163

索　引／214

附表目次

表3-1 中東呼吸症候群2012年9月－
2015年3月10日期間全球累計個案 31

表3-2 新冠病毒肺炎國際旅遊疫情等級表 34

表3-3 中央流行疫情指揮中心任務編組表 40

表3-4 「新型冠狀病毒防疫」宣導短片 43

表4-1 口罩實名制1.0/2.0/3.0超級比一比表........................70

表5-1 中央流行指揮中心國內國外疫情統計快訊（舉隅一）.....89

表5-2 臺灣、全球病例數概況（舉隅二）........................89

表5-3 武漢肺炎臺灣3月19日出入境禁制公告表 90

表5-4 衛生福利部疾病管制署-具感染風險民眾追蹤管理機制表.91

表6-1 具感染風險民眾追蹤管理機制表 110

表6-2 具感染風險對象管理措施表 111

表6-3 臺灣地區受訪民眾對新冠病毒防疫政策認知傾向 122

表6-4 受訪民眾基本資料表........................125

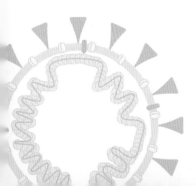

附圖目次

圖1-1　我國新冠病毒防疫政策分析架構圖 (作者自製) 10

圖2-1　冠狀病毒結構 17

圖2-2　新冠病毒複製圖 18

圖3-1　衛生福利部疾病管制署標誌 28

圖3-2　衛生福利部疾病管制署組織調整規劃 33

圖3-3　COVID-19中央流行疫情指揮中心-一級開設架構圖........38

圖4-1　兩神山及13家方艙醫院位置示意圖 54

圖4-2　武漢體育中心「方艙醫院」內部鳥瞰圖 55

圖4-3　武漢武昌方艙醫院患者的轉運流程 57

圖4-4　全球新冠病毒疫情分佈圖（*隨時都在更新）..................63

圖5-1　一般病毒在身上致病的過程圖 85

圖5-2　2020臺灣新型冠狀病毒每日變化趨勢圖 88

圖5-3　陳時中：8種室內公共場所務必戴口罩圖示...................92

圖6-1　新冠病毒肺炎檢測方法圖 102

圖6-2　各行各業一起來，防疫新生活運動圖 114

圖6-3　臺灣地區受訪民眾對新冠病毒防疫政策認知傾向梯圖 .. 123

圖6-4　受訪民眾年齡層 125

圖6-5　受訪民眾性別 126

圖6-6　受訪民眾教育程度 126

圖6-7　受訪民眾居住地區 126

第
一
章

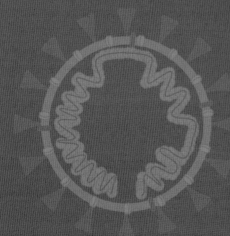

導論

我國新冠病毒防疫政策之研究

第一節　研究動機
第二節　研究範圍與目的
第三節　名詞界定
第四節　研究方法
第五節　研究架構

第一節　研究動機

我國新冠病毒防疫政策之研究，是基於以下3個動機：

第一、自從2019年年底新冠病毒在武漢市爆發以來，歷經2020年大半年的肆虐全球，目睹此種特殊傳染性肺炎，在全球各個地區、各個國家的確診人數、死亡人數、治癒人數，不斷地累進加劇，再加上美國有線電視新聞網CNN（Cable News Network）、國內各電視廣播、報章雜誌、網路新聞24小時大篇幅報導各地疫情，無日無之，令人怵目驚心。

第二、我國衛生福利部疫情指揮中心，每天下午2點舉行記者會，報告目前的新冠肺炎的確診患者。中央疫情指揮中心陳時中、副指揮官張上淳、發言人莊人祥、周志浩、陳宗彥、王必勝醫療應變組副組長、葉壽泉物資組組長等一字排開，宣布各種因應措施、防疫大作戰、防疫新生活。拍廣告、錄製由醫護人員示範的宣導影片，再加上1922防疫專線教育百姓各種衛生習慣，與解決疑難雜症。

第三、我是公共衛生研究所研究生，接受中山醫學院生命科學系、北京大學醫學院臨床醫學系、成大、陽明生理所的專業知識，也在科際整合月刊發表論文。基於多年來專業訓練，理應關心我國新冠病毒防疫政策。

第二節　研究範圍與目的

一、研究範圍

我國新冠病毒防疫政策之研究範圍，可從時間、空間兩方面加以說明。依據瘟疫維基百科歷史大流行年表，提供的資料顯示：SARS肺炎從2002年－2003年維持1年，發生的地理位置在亞洲，死亡774人，MERS肺炎從2012年－2015年，持續3年，發生在中東/南韓，死亡人數

439人。COVID-19新冠肺炎2019年至今，時間不到一年，範圍遍及全球，死亡人數1,007,329（截至2020年10月1日）。

此次研究新冠病毒疫情就時間空間而言，比較SARS、MERS疫情要嚴重很多，不到一年全球就死了1000多萬，其中美國死了20多萬，可是比較歷史上出現過的兩次大瘟疫。歐洲黑死病發生於1347年－1352年，鼠疫感染共5年期間，死亡人數75,000,000，平均每一年死亡15,000,000，新冠病毒再過幾個月說不定會趕上這個數字。1918年－1919年西班牙流感，屬於甲型H1N1流感病毒，遍及全球，死亡人數50,000,000。西班牙流感剛好在第一次世界大戰1914-1919的末期，雪上加霜，查閱維基百科第一次世界大戰5年期間戰死的有1500萬人，而1年瘟疫病死的高達5000萬人，多出3500萬人，瘟疫流感實在太可怕了（註1-1，維基百科，2020，瘟疫，世界衛生組WHO）。

聯合國世界衛生組織WHO進一步為我們比較2019冠狀病毒病（COVID-19）與流感的相似點和不同之處如下：

首先，COVID-19病毒和流感病毒會導致相似的疾病症狀。它們都引起呼吸系統疾病，有的患者無症狀或屬輕症，有的則患重症甚至死亡。

其次，病毒均通過接觸、飛沫和污染物傳播。因此，可以採取同樣的公共衛生措施，例如保持良好的衛生習慣和呼吸禮儀（咳嗽時屈肘遮掩口鼻或使用紙巾，並立即適當處置用過的紙巾），這些措施對於預防感染很重要。

這兩種病毒有一個重大差異是傳播速度。與COVID-19病毒相比，流感的中位潛伏期（從感染到出現症狀的時間）較短，病例間隔時間也較短。COVID-19病例間隔時間估計為5-6天甚至14天，而流感病例間隔時間為3天。這也就是說，流感傳播速度可能高於COVID-19（註1-2，世界衛生組織。2019冠狀病毒（COVID-19）與流感的相似點和不同之處，www.who.int，2020.3.17）。

二、研究目的

我國新冠病毒防疫政策之研究目的有三：

第一，借重決策分析架構，我國行政院衛生福利部、中央流行疫情指揮中心之決策者、決策機構，為了防止新冠病毒感染與擴散，在面對國內環境、國際環境瘟疫大流行的壓力之下，如何制定防疫政策？

第二，在各種侷限之下，如何突破外交困境，參加聯合國世界衛生組織各種的防疫活動。以及參考美國、英國、法國、德國、紐澳、巴西等其他國家的防疫政策？

第三，在防疫政策執行的時候，我國行政院衛生福利部、中央流行疫情指揮中心，如何超前部署，啟動26家「傳染病防治醫療網」和全台6個區地方政府醫院和醫療機構，協助民眾如何防疫大作戰與防疫新生活，教導民眾戴口罩、勤洗手、保持社交距離、紓困等？

第三節　名詞界定

冠狀病毒大流行（Coronavirus pandemic 19）：嚴重急性呼吸綜合症冠狀病毒2型（Covid-19），或譯為嚴重急性呼吸系統綜合症冠狀病毒2（英語：Severe acute respiratory syndrome coronavirus 2，縮寫：SARS-CoV-2），是一種具有包膜的正鏈單股RNA病毒，所引發的全球大流行疫情。疫情最初在2019年12月於中華人民共和國湖北省武漢市被發現，隨後在2020年迅速擴散至全球多國，逐漸變成一場全球性大瘟疫，被多個國際組織及傳媒形容為自第二次世界大戰以來全球面臨的最嚴峻危機，恐怕疫情還有第二波、第三波。

世界衛生組織（World Health Organization，**縮寫為WHO**），中文簡稱為世衛組織或世衛，是聯合國專門機構之一，為世界最大的政府間公共衛生組織，總部設於瑞士日內瓦。根據《世界衛生組織組織

法》，世界衛生組織的宗旨是「使世界各地的人們儘可能獲得高水準的健康。」該組織給健康下的定義為「身體，精神及社會生活中的完美狀態」。世界衛生組織的主要職能包括：促進流行病和地方病的防治；提供和改進公共衛生，疾病醫療和有關事項的教學與訓練；推動確定生物製品的國際標準。截至2020年，世界衛生組織共有193個成員國。

超前部屬（advanced deployment handling the pandemic）：2020年2月27日行政院長蘇貞昌在行政院院會宣布，武漢肺炎疫情超前部署，即日起指揮中心提升到一級開設。緊跟著，新冠肺炎／臺灣防疫效果登權威期刊，讚揚「超前部署」受國際好評。面對武漢肺炎來勢洶洶，許多國家已淪陷，臺灣第一時間不敢大意，以「超前部署」面對疫情的千變萬化。國際權威期刊美國醫學會雜誌（JAMA）刊登一篇「臺灣面對COVID-19的因應之道」，內容提及國內大數據的分析、新科技及主動篩檢三大項防疫措施，原本國際預估臺灣應該是受創第二高的國家，但至2020年3月4日最新數據顯示，國內確診42例在國際間排名落在第16位。

佛系免疫療法（Boris Johnson's U.K. Virus Strategy）：英國「佛系防疫」不檢測、輕症不治療、不停課。長期觀察英國政治的專欄作家赫頓（Robert Hutton）投書《彭博社》，標題為《強生的英國防疫策略，需要讓多數人染病》（Boris Johnson's U.K. Virus Strategy Needs People to Catch the Disease），指稱政府的延緩戰略建立在「群體免疫」(herd immunity或community immunity)策略上，也就是有多數人會得病，雖然不免有些重症病例，但大多會自行康復，既然群體中大部分人已經得過病了，就會得到免疫力，也就不會繼續傳播，而有限的醫療資源則用於救治重症患者。除了佛系免疫之外，還有群體免疫、先天免疫、後天免疫、體液免疫等相關概念。

全球疫苗分配計劃（COVAX）：是由世界衛生組織（WHO）、全球疫苗免疫聯盟（GAVI），及流行病預防創新聯盟（CEPI）所主

導，為了確保新冠疫苗授權使用後，能迅速、公平地把疫苗分配給世界，預計在2021年底以前，提供簽署協議的國家20億劑疫苗。世衛最新的新聞稿指出，COVAX現在已開展業務，各大洲的政府都選擇了共同合作，不僅為自己的人群提供疫苗，而且還幫助確保世界各地最脆弱的人群都能獲得疫苗。我國中央流行指揮中心指揮官陳時中也透露，近期臺灣將與COVAX簽約。

第四節　研究方法

一、文獻分析法

文獻分析法（Document Analysis）是指根據一定的研究目的或課題，透過蒐集相關文獻、科學研究報告等資料，從而全面且精準地掌握所要研究問題的一種方法。蒐集內容儘量要求豐富及廣博，再將四處收集來的資料，經過分析後歸納統整，然後分析事件淵源、原因、背景、影響及其意義。

文獻分析法為本書研究法的第一步，經由參考學者所做新冠病毒的研究、國內外期刊、報導雜誌、網際網路公開資訊及研討會發表的文章等。文獻的時間範圍為今年新冠肺炎爆發的期間，重點為新冠病毒微生物特性、疾病的進程、流行病學、政府的防疫政策。

二、比較研究法

比較研究法源自歸納、演繹、比較、分析法，是把各個客觀事物加以比較，以達到認識事物的本質和規律並做出正確的評價。比較研究法可分為臨床實驗、醫療、病毒防疫個別學術專業領域的比較，及聯合國世界衛生組織（WHO）和各國因應新冠病毒COVID19突變防疫政策的跨國比較研究。

三、政策研究法

　　近年來，公共政策研究正變得越來越多樣化，出現了大量方法和理論，也表現為這些研究分散在各種特定領域的政策中。本研究著重我國新冠病毒的防疫政策：包括政策問題的形成、決策者、決策機構、決策目標、決策國內外環境、政策規劃、政策決策評估、與政策的反饋等決策模式，逐一探討。

四、民意調查研究法

　　民意調查研究法，以問卷為蒐集初級資料為主，它是最普遍採用的工具。本研究分別做量化和質化分析，重視深度訪談和參與觀察的結果，除了透過問卷調查進行資料的蒐集與分析，更進一步瞭解一般民眾對於防疫政策的認知、判斷與因應方式，以豐富本研究內容的深度與廣度。

　　學者（V.O.Key）認為民意是指那些由私人意見所構成的集合體，而政府應慎重加以注意其意見。而所謂的民意調查，是指徵詢部分民眾的意見，根據這些意見來推知所有人民的想法為何？要徵詢民眾的意見通常採用抽樣調查的方式，其乃是從整個母體（population）範圍中，抽出一部分來加以調查，並進一步透過統計方法來分析所得之數據，在容許的誤差範圍內將這些數據表示於外，分別代表某些意義供民眾參考。時至今日民意調查的技術隨著時間的演進越來越精準，因此政府時常會用來了解民意趨勢，作為政策重要的分析資料，民眾也時常依據民調來做選擇（註1-3，V.O.Key,Jr.,1961）。

(一)問卷設計與測試

　　本問卷的內容設計，乃是根據第一階段的質性研究結果發展而成，在問卷測試方面，則根據樣本多樣化的原則。

(二)問卷內容

分別針對目前政府防疫政策，提出十項不同的題目，例如防疫政策、新冠病毒、強制隔離、自主管理、防疫指揮中心、1922防疫專線、口罩實名制、申請政府紓困、力行新防疫生活、「三倍」振興券、入境普篩的認知程度，分別為非常知道、知道、不知道、非常不知道等。

(三)受訪者「基本資料」調查

共分為性別、年齡、地區、教育程度。

第五節　研究架構

常聽人家說：「對症下藥」。小時候到醫院看病，醫生會問診、把脈、聽診、量體溫、察顏觀色，問你哪裡不舒服？嚴重的話，照X光、抽血，甚至要調閱以往的病歷，實際了解你的症狀，然後打針、吃藥，治療你的疾病。我國新冠病毒防疫政策之研究分析架構，和醫生看病對症下藥的模式幾乎雷同。

對症、下藥，都是一種決策、一種選擇。易君博教授為決策下一個定義：「決策乃是指一個人、團體或政府，在特殊的環境下，為了達到某種目的，而選擇最佳途徑或決策的行為過程。」決策分析創始人施乃德（Richard C. Snyder），曾為決策下了一個定義：「決策是一種過程，即決策者為達到想像中未來事務的狀態，從社會所限制的各種途徑中，選擇一個行動計劃的過程。」伏泰爾（Daid Vital）認為：「政策是一種可欲結果擬定，由具有權威（或能力），運用國家機器和國家資源以達成其目的之人所決定。」

本決策模式或者新冠病毒防疫政策制定分析架構，和醫生問診模式前後呼應，可以分成六大部分，分別成為本書六大章節，加以探討，他們之間都有相關性，互為影響：

一、決策者或決策機構，可分為：

(一)衛生福利部疾病管制署，包括陳時中等決策者、傳染疾病醫療網。

(二)中央疫情指揮中心。

(三)聯合國世界衛生組織。

二、決策目標：主要目的在消滅新冠病毒和避免傳染擴散。

三、決策環境：新冠肺炎大流行，又可分為：

(一)國際環境

1.大陸武漢爆發新冠病毒。

2.英美其他各國疫情擴散。

3.國際使用科技控制疫情的差異性。

(二)國內環境

1.臺灣醫療體系抗SARS經驗。

2.國內完整的全民健保制度。

3.具備口罩防疫戰略物資。

四、政策產出

(一)新冠病毒圍堵法。

(二)新冠病毒免疫法。

(三)我國新冠病毒防疫法。

五、政策執行：

(一)防疫大作戰。

1.強制檢疫隔離。

2.居家自主管理。

(二)防疫新生活。

1.紓困方案。

2.「三倍」振興券。

六、政策評估：臺灣地區民眾新冠病毒防疫政策認知傾向，量化與質化分析，反饋給政府決策參考。

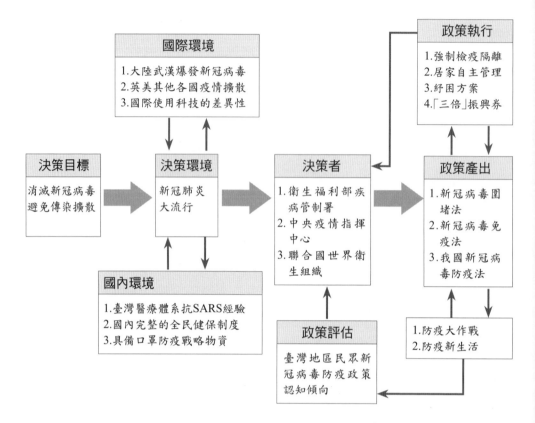

圖1-1　我國新冠病毒防疫政策分析架構圖 (作者自製)

附註

註1-1　維基百科，瘟疫，世界衛生組織（WHO）。

註1-2　世界衛生組織。2019冠狀病毒病（COVID-19）與流感的相似點和不同之處，www.who.int，2020.3.17。

註1-3　Key. V. O. Jr. 1961. *Public Opinion and American Democracy.* New York: Knopf.

附圖目次

圖1-1 我國新冠病毒防疫政策分析架構圖 (作者自製)。

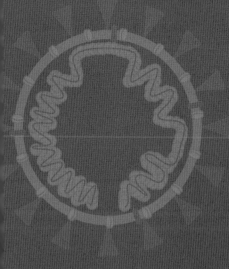

第二章

理論基礎與文獻探討

我國新冠病毒防疫政策之研究

第一節　理論基礎
　　　　一、新冠病毒起源說
　　　　二、新冠病毒特性說
　　　　三、新冠病毒結構說
　　　　四、新冠病毒命名說
第二節　文獻探討

第一節　理論基礎

一、新冠病毒起源說

　　新冠病毒起源說是指與2019年所爆發的嚴重特殊傳染性肺炎疫情有關的陰謀論。《麻省理工科技評論》專文指出新型冠狀病毒是第一個真正的社交媒體「資訊疫情」（infodemic）。所謂「資訊疫情」，是指網上大量資訊內有過多假新聞，可能導致人們在需要幫助時，找不到正確指引反而可能被虛假資訊所誤導（註2-1，祝潤霖，航向被新冠病毒重塑的世界，麻省理工科技評論2020.4.18，臺灣醒報，2020.4.26; The Cornovirus Issue: Navigating a world reshaped by covid-19, MIT Technology Reviews, 2020 May）。

　　依據這一篇報導，綜合新冠病毒啟源說或陰謀論，共有1.美國基因武器論、2.美國電子菸不明原因肺病疫情與本次疫情的關係、3.美國2019－2020年流感季與本次疫情的關係、4.福奇來源論、5.疫苗隱藏論、6.義大利來源論、7. 5G傳播病毒論、8.來自俄羅斯的陰謀論爭議、9.中美科研合作洩露論、10.中國洩露論、11.中國隱瞞研究成果論、12.「中國移動用戶減少與疫情死亡數有關」陰謀論、13.病毒非致命及疫情騙局論、14.「對比醫院停車場及百度搜索數發現疫情或始於2019年8月」陰謀論、15.對於各類「人造病毒」及「改造病毒」陰謀論的反駁。從這15項啟源說，擇要簡單論述如下：

1.美國基因武器論

　　有網民發表標題為《細思極恐，當年中國SARS，是美帝對我們的生物戰》和《華大基因事件細思極恐》的文章，稱此次肺炎是因為「華大基因出賣中國人的基因資訊，美國人針對中國人的基因投放病毒」。1月26日，中國大陸民間軍事網站西陸網刊文認為病毒是美國人工合成的，「可精準攻擊華人」。

2.美國電子菸不明原因肺病疫情與本次疫情的關係

2020年2月一則舊聞，稱美國自2019年6月以來流行一種不明肺病，疑與電子菸有關，而美國疾病控制與預防中心無法證實兩者之間的聯繫。其中該病被描述為「最開始只是咳嗽、疲勞、呼吸困難、呼吸短促，有些還有腸胃不適，一步步發展到住院治療、使用呼吸機，其中有一位患者已經死亡」。其症狀被認為與嚴重特殊傳染性肺炎高度相似。

2月27日，臺灣新黨台北市議員潘懷宗在政論節目《這不是新聞》中，暗示新冠肺炎病毒可能是源自美國，又宣稱美國在2019年爆發的跟電子菸有關的肺炎也是新冠病毒引起。

潘懷宗教授在政論節目上引用一篇中國大陸的研究論文，指從該研究中可發現美國的病毒株有「A、B、C、D、E」共5種類型，但在中國發現的病毒株卻只有「C」一種；且美國過去有許多肺臟纖維化的死亡個案，至今未查出真正原因，因此他判斷新冠病毒起源其實是在美國為結論，他亦認為美國流感死亡1.2萬人，其中有很多可能死於新冠肺炎（註2-2，朱冠諭，潘懷宗暗指武漢肺炎源自「美國」？王定宇批：很夭壽！恐為台帶來困擾。風傳媒，2020-03-03）。

3.美國2019－2020年流感季與本次疫情的關係

2020年2月21日，日本朝日電視台報導，美國疾病控制與預防中心（CDC）發布了一則消息稱，在對疑似患有美國季節流感的患者進行採樣檢測時，發現很多人所患的並不是流感，CDC消息傳出後，民間有懷疑指是因為美國未能有效進行檢測，才導致相當一部分實際死於嚴重特殊傳染性肺炎的人未被發現反被錯誤計入美國季節流感死亡人數中。

中國大陸有網友發表文章《中國才是吹哨人，美國是新冠病毒的老巢》，稱新型冠狀病毒事實上源於美國，正是美國的瞞報和不作為，導致美國軍人在參加軍運會時，將病毒帶進武漢造成當地大範圍傳播，並

最終被確認為新型冠狀病毒，正有如1918年流感大流行起源於美國，卻只因西班牙最先報導而得名「西班牙流感」一樣。

4.義大利來源論

《環球時報》在3月21日的報導中，先引用義大利米蘭薩科醫院生物醫學科學研究所所長西莫‧加利（Massimo Galli）博士在2月時表示，他率領的科研團隊，已經分離出義大利境內患者新冠肺炎病毒毒株。並通過對中國52種新冠肺炎病毒序列分析研究，結果顯示，新冠肺炎病毒或許在2019年10月底到11月中旬期間就已經出現人傳人現象。《環時》在同一則報導又引用國際腎臟病協會前主席、義大利馬里奧‧內格里藥理研究所主任朱塞佩‧雷穆齊，在3月19日接受美國全國公共廣播電台訪問時的談話，稱在中國出現首宗個案之前，有關病毒已於11月在義大利北部倫巴第傳開，暗示病毒的源頭不是中國，而是源於義大利。

5.中國洩露論

2020年2月15日，廣州華南理工大學教授蕭波濤，在學術網站ResearchGate上發表論文預印本，指武漢疾控中心等相關實驗室「可能」是病毒來源。他的論點並未指控病毒是人工製造，而是承認為來自天然蝙蝠等動物，但外洩源頭不是菜市場的野生動物管理不善，而是實驗室捕捉的研究動物管理不善。

6.湯姆‧科頓「生化武器洩露論」

2020年1月31日，美國共和黨參議員湯姆‧科頓，認為病毒是武漢實驗室洩露的生化武器。他要求美國政府立刻封殺中國，並要求所有美國人逃離中國。英國廣播公司（BBC）同時報導，網上亦聲稱病毒是中國科學院武漢病毒研究所外洩的秘密生物武器，或是英國幾年前即知悉病毒，且有疫苗專利，病毒是有人故意散播。

7.病毒非致命及疫情騙局論.

義大利外長路易吉·迪馬約十一月和中國簽署了新的一帶一路協議，協議將幫助義大利擊敗法國取得了購買中國商品的優先權；法國於2017年和中方合作在武漢開設了一家遺傳學與分子實驗學實驗室，將三隻裝有實際致死率為零的新冠病毒的試管送往中國進行實驗。美國認為義大利已經被中國收買，為了制裁中國，只能借法國之手打破試管，宣布病毒傳播。當中國受到制裁後，下一個制裁對象就是和中國簽署協議最多的義大利。義大利經濟最發達的倫巴第大區、威尼斯大區和另一個大區遭到封鎖，疫情是最大的騙局，實際上只是美方的制裁。

8.各類「人造病毒」及「改造病毒」陰謀論

3月17日，來自哥倫比亞大學、杜蘭大學、愛丁堡大學、雪梨大學以及斯克利普斯研究所等高校及研究機構的科學家，在國際頂級醫學期刊Nature Medicine上聯合發表關於新冠病毒起源的文章。文章根據病毒結構得出的一項結論，認為新冠病毒「不是在實驗室中構建的，也不是有目的性的人為操控的病毒」，因為其不具有「之前使用的病毒主幹結構」，並認為新冠病毒可能是一種在蝙蝠體內發現的病毒，和另一種穿山甲攜帶的病毒重組產生的。反對一切關於新型冠狀病毒疾病 (COVID-19)是人造武器的「人造病毒」及「改造病毒」等所有陰謀理論。

總結，各種起源說、陰謀論眾說紛紜，有四項說法是來自於美國，有兩個來自歐洲，義大利、法國，兩個是來自於中國，莫衷一是，至今無解。

二、新冠病毒特性說

1. 新冠病毒不是活生物體，而是被脂質（脂肪）保護層覆蓋的蛋白質分子（DNA），當被眼、鼻、或頰粘膜細胞吸收時，其遺傳密碼就會改變（變異），並將其轉換為攻擊者和倍增細胞。

2. 由於該病毒不是活生物，而是一種蛋白質分子，因此不會被殺死，而是會自行降解。解體的時間取決於溫度、濕度，和依附材料的類型。

3. 該病毒非常脆弱；唯一保護它的是薄薄的脂肪外層。這就是為什麼任何肥皂或清潔劑都是最好的治療方法的原因，因為泡沫會割傷脂肪，這就是為什麼您洗手時必須摩擦20秒鐘或更長時間，才能產生大量泡沫。通過溶解脂肪層，蛋白質分子會自行分散並分解。

4. HEAT融化脂肪；這就是為什麼最好使用25攝氏度以上的水來洗手，洗衣服和所有東西。此外，熱水會使泡沫更多，從而使泡沫更加有用。

5. 酒精或酒精含量超過65％的任何混合物均可溶解脂肪，尤其是病毒的外部脂質層。任何含有1份漂白劑和5份水的混合物都將直接溶解蛋白質，並從內部分解蛋白質。

6. 不是殺菌。該病毒不是像細菌那樣的生物，無法用抗生素殺死沒有生命的東西，但可以通過所說的一切迅速分解其結構。

三、新冠病毒結構說

　　病毒原來就是自然界組成的一份子，只是過去那些未傳染到人類或未對人類生活造成影響的病毒大都被忽略。但是隨著人類逐漸打破與大自然的疆界，那些原本只感染野生動物的病毒，逐漸有機會與人類接觸。若這些野生動物病毒可以感染人類細胞並在其中複製時，便有機會侵襲人類，進而影響人類生活。冠狀病毒（coronavirus）的跨宿主傳播就是一個例子。

　　冠狀病毒是什麼？冠狀病毒廣泛存在在許多動物體內，經常造成呼吸道及腸胃道感染。在嚴重急性呼吸道症候群（severe acute respiratory syndrome, SARS）爆發之前，人類冠狀病毒在健康成人身上通常不會引發嚴重疾病，所以並未引起大眾注意。而根據病毒的基因組成序列，冠狀病毒被分為 α、β、γ、δ 四個屬性。α 和 β 冠狀病毒經常引起人類呼吸道症狀，SARS冠狀病毒即屬於 β 冠狀病毒。

　　冠狀病毒具有外套膜（envelope），病毒顆粒大小約120奈米（nm），其中包裹一條長度26000~32000個核苷酸（nucleotides）的正股核糖核酸（ribonucleic acid, RNA）。因為病毒外套膜上嵌有棘蛋白（spike glycoprotein, S），在電子顯微照相中看似王冠或日冕形狀，所以被稱為冠狀病毒。病毒套膜上除了有棘蛋白外，還鑲嵌有醣膜蛋白（membrane glycoprotein, M）及外套膜蛋白（envelope small membrane protein, E），而病毒顆粒內部的RNA則被核鞘蛋白（nucleocapsid phosphoprotein, N）包覆（圖2-1）。其中棘蛋白會與細胞膜上特定的細胞蛋白質結合，使細胞蛋白質成為病毒接受器（receptor）。因為這種結合如同鑰匙和鎖的配對一樣具有選擇性，所以並不每一種冠狀病毒都可以感染人類細胞（註2-3，施信如、郭瑞琳，當冠狀病毒遇上人類-從特性與歷史說起，科學月刊，2020.4.1）。

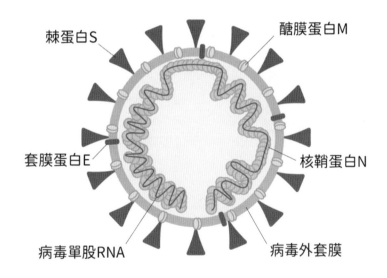

資料來源：施信如、郭瑞琳，當冠狀病毒遇上人類-從特性與歷史說起，科學月刊，2020.4.1。

圖2-1　冠狀病毒結構

　　不過當病毒結合了與自身吻合的接受器，會藉由細胞的胞吞作用（endocytosis）進而感染細胞。在被感染的細胞中，病毒顆粒裡的正股RNA會釋放到細胞質中，利用細胞中的蛋白質合成系統，合成病毒複製時所需的蛋白。冠狀病毒結構看不出冠狀病毒在細胞中的複製過程，但當冠狀病毒感染人類細胞的時候，這些病毒蛋白質除了會複製更多病毒的RNA基因組外，也會轉錄出一系列較小片段的次基因體信使核糖核酸（subgenomic mRNA）。這些mRNA也會利用細胞的蛋白質合成系統，做出病毒結構所需的棘、膜、套膜和核鞘蛋白。最後，新合成的病毒RNA與病毒結構蛋白質在細胞內質網（endoplasmic reticulum, ER）、高基氏體（Golgi apparatus）系統中組裝後傳送至細胞膜，新的病毒便釋放到細胞外（圖2-2）。

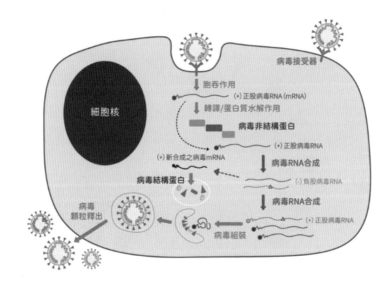

資料來源：施信如、郭瑞琳，當冠狀病毒遇上人類-從特性與歷史說起，科學月刊，2020.4.1。

圖2-2　新冠病毒複製圖

四、新冠病毒命名説

　　新冠病毒命名由來，曲折離奇，不只中文名字爭議多，連英文名字拼寫也變化多端，舉凡2019-nCoV、COVID-19、SARS-CoV-2、武漢肺炎、新冠肺炎病毒、嚴重特殊傳染性肺炎……等。光是名字，這個新病毒和疾病就話題不斷。其實，眾多名字可分成三大類：病毒名稱、疾病名稱、疫情俗稱。

　　2019-nCoV、SARS-CoV-2為病毒名稱。2020年1月12日，世界衛生組織（WHO）透過病毒基因序列確認，「武漢肺炎」元兇是新型冠狀病毒株，以病毒命名的慣例「年分加種類」，命名為2019-nCoV、即2019新型冠狀病毒。2月11日，國際病毒分類委員會認為，2019-nCoV屬於SARS相關冠狀病毒種，重新把該病毒定名為「SARS-CoV-2」。

　　COVID-19、嚴重特殊傳染性肺炎則是這隻新型病毒引發的疾病名稱。以SARS為例，當年病毒基因定序費時較長，先有疾病名稱、即「嚴重急性呼吸道症候群（Severe Acute Respiratory Syndrome, SARS）」，再將新病毒命名為SARS病毒；這次則是先有了病毒名稱、再進行疾病命名。

　　臺灣1月15日將2019-nCoV引發的疾病納入第五類法定傳染病，定名為「嚴重特殊傳染性肺炎」；2月11日WHO正式將疾病名稱統一為「COVID-19」，其中，CO指冠狀（corona）、VI為病毒（virus）、D則是疾病（disease），19是2019年，創造出一個組合式的新名詞，是希望能去除以地方命名的汙名化爭議（註2-4，陳潔，【肺炎疫情關鍵問答】科學解惑：10個「為什麼」，看懂COVID-19病毒特性與防疫策略，報導者，2020.3.4）。

第二節　文獻探討

　　我國新冠病毒防疫政策之研究，在文獻分析法中，曾提到參考學者所做新冠病毒的研究、國內外期刊、報導雜誌、網際網路公開資訊及研討會發表的文章等。因此，可以從以下幾方面加以文獻探討。

　　1.杰里米‧布朗博士（Jeremy Brown）《致命流感：百年治療史》Influenza: The Hundred-Year Hunt to Cure the Deadliest Disease in History 的作者，是一位資深的急診科醫生，現任美國國立衛生研究院（National Institutes of Health）緊急護理研究辦公室（Office of Emergency Care Research）的負責人。寫下這本新書，回顧了百年來，人類與流感的抗爭史，極有參考的價值（註2-5，杰里米‧布朗博士，2020.03.01; Jeremy Brown, 2018. 12.18）。

　　新冠病毒和流感雖然有差別，但在這一本致命流感的書中，有提到2003年SARS、2012年中東MERS，甚至提到冠狀病毒1、冠狀病毒2，此次為冠狀病毒3，在醫學排序顯然有脈絡可循，科學是一個累積性的知識體系，從這些基礎性醫療實證研究，建構更高的醫學原理、原則和理論。

　　2.陽明大學潘懷宗教授，在臺灣三、四月期間新冠病毒感染高峰期，從病理學、藥理學角度，發表了很多相關的著作：(1)接受康復者血漿治療的新冠重症患者有高兩倍的存活率（https://discovery.ettoday.net，2020年06月30日），(2)新冠肺炎康復者體內都有抗體嗎？（遠見雜誌，2020年6月2日。）、(3)卡介苗可以對抗新冠病毒嗎？（ETtoday探索，新聞雲，https://discovery.ettoday.net，2020年5月20日）。(4)大量血管阻塞-白人新冠肺炎死亡原因之一（健康遠見，https://health.gvm.com.tw/，2020-05-12）。

　　(5)為何新冠肺炎輕症多、重症少？看細胞激素風暴、免疫系統、病毒的三角關係，（元氣網，2020-05-07）、(6)「嗅味覺喪失」是新冠肺炎患者大腦被感染的警訊（健康遠見 2020年4月21日）、(7)2019新型

冠狀病毒肺炎到底有沒有藥醫？（元氣網，2020.2.4）、(8)注射間質幹細胞真的可以治療新冠肺炎嗎？（ETtoday，2020.4.29）。上述八篇論文，再加上轉引註的英文期刊論文20篇，提供我國新冠病毒之防疫政策研究基礎。

3.有關疫苗實驗研究，發表於英國著名醫學期刊lancet，「重組腺病毒5型載體COVID-19疫苗的安全性，耐受性和免疫原性：劑量遞增，開放標籤，非隨機，首次人類試驗」Safety, tolerability, and immunogenicity of a recombinant adenovirus type-5 vectored COVID-19 vaccine: a dose-escalation, open-label, non-randomised, first-in-human trial（註2-6，Feng-Cai Zhu, Yu-Hua Li, Lancet. 2020 Jun 3.395(10240):1845-1854）。「重組腺病毒5型載體COVID-19疫苗在18歲以上健康成年人中的免疫原性和安全性：一項隨機，雙盲，安慰劑對照的2期試驗」Immunogenicity and safety of a recombinant adenovirus type-5-vectored COVID-19 vaccine in healthy adults aged 18 years or older: a randomised, double-blind, placebo-controlled, phase 2 trial（註2-7，Feng-Cai Zhu, et al., Lancet. 2020, August 15, volume 396, issue 10249: 479-488）。

依照這兩篇論文所引註的，全部都是和新冠病毒疫情有關係的研究，中國的論文有14篇、外國的論文有18篇，總共32篇中，臨床有8篇、疫苗的有13篇。疫苗雖然不是特效藥、萬靈丹，畢竟在醫療治病「對症下藥」上，以及治療新冠病毒肺炎必不可少，值得研究。

4.國內博碩士論文共計十篇，和新冠病毒疫情有關係之研究如下：(1)黃羚玟，新冠肺炎（COVID-19）對社工學生健康行為及心理負擔與社會孤寂感及社工職涯之影響研究-以中部某大學為例，亞洲大學，社會工作學系，108、(2)許明記，臺灣COVID-19疫情下口罩需求預測分析模型，國立中正大學企業管理研究所，108、(3)彭育棋，運用深度學習預測股價並結合投資組合獲取利益以及風險平衡-以新冠肺炎為例，東海大學，資訊管理學系，108、(4)彭有平，運用深度學習預測匯率趨

勢並結合投資組合預測最小風險與最大獲利-以新冠肺炎區間為例，東海大學，資訊管理系，108、(5)杜健行，從企業永續發展觀點，探討企業危機管理－以2019新型冠狀肺炎疫情為例，中信金融管理學院，金融管理研究所，108、(6)胡嘉真，影響採用口罩地圖平台來預防臺灣新冠肺炎疫情的因素，國立中正大學，企業管理學系行銷管理研究所，108、(7)楊子瑤，旅遊動機、知覺風險、目的地意象與旅遊經驗對旅遊意願之影響－以韓國MERS為例，國立成功大學，交通管理科學系，108、(8)江霈柔，探討SARS與MERS疫情發展及危機管理：以台、港、韓為例。國立中正大學，戰略暨國際事務研究所，108、(9)陳麗淑，後SARS時期社區民眾對SARS疾病認知、態度、行為及其相關因素之探討-以嘉義縣為例，高雄醫學大學，公共衛生學研究所碩士班，108、(10)Duygu Evren，媒體危機事件扮演之角色：以臺灣印刷媒體在SARS危機為例，國立政治大學 亞太研究英語碩士學位學程（IMAS），102。

這些博碩士論文都是2020年最新論著，有關認知心理學的2篇、企業管理4篇，口罩2篇和本論文比較有關係的是，探討SARS與MERS疫情發展及危機管理：以台、港、韓為例。SARS、MERS和我們的COVID 19疫情發展和危機管理較為相關可供參考。

5.臺灣公共衛生學會、臺灣流行病學學會、臺灣事故傷害預防與安全促進學會、臺灣癌症登記學會、臺灣健康保險學會年會，舉辦2020年公共衛生聯合年會，日期：2020年10月17日（星期六）早上8:00-11.30，地點：臺灣師範大學圖書館校區。會中分五大主題。提供的論文包括：(1)流行病學與預防醫學主題共81篇，和新冠病毒有關的9篇佔11%，(2)衛生教育與行為科學主題27篇，和新冠病毒有關的2篇佔7.4%，(3)衛生政策與醫務管理主題72篇，和新冠病毒有關的5篇，佔6.9%，(4)環境與職業衛生主題共32篇，和新冠病毒有關的0篇，佔0%。(5)安全促進主題13篇，和新冠病毒有關的3篇，佔23%。(6)公共衛生實習心得報告主題31篇，沒有呈現題目，無解，佔0%。從11%、7.4%、6.9%依次遞減。

　　聯合會同天下午15:00-17:30主題演講「因應新興傳染病的公共衛生思維與對策」子題一：臺灣COVID-19防治作為與成效：臺灣模式的特性，主講人：陳建仁院士（中央研究院基因體研究中心）、子題二：因應新興傳染病的公共衛生思維與對策-從公衛師出發，主講人：陳時中部長（衛生福利部），子題三：防疫新生活健康行為監測研究計畫實務論壇，主講人：全臺公衛系所。主題演講跟我國新冠病毒防疫政策之研究密切相關，筆者身歷其境，受惠良多。

附註

註2-1　祝潤霖，航向被新冠病毒重塑的世界（麻省理工科技評論2020.4.18），臺灣醒報，2020.4.26。*The Cornovirus Issue: Navigating a world reshaped by covid-19, MIT Technology Reviews*, 2020 May。

註2-2　朱冠諭・潘懷宗暗指武漢肺炎源自「美國」？王定宇批：很夭壽！恐為台帶來困擾。風傳媒，2020-03-03。

註2-3　施信如、郭瑞琳，當冠狀病毒遇上人類-從特性與歷史說起，科學月刊，2020.4.1。

註2-4　陳潔，【肺炎疫情關鍵問答】科學解惑：10個「為什麼」，看懂COVID-19病毒特性與防疫策略，報導者，2020.3.4。

註2-5　杰里米・布朗博士，2020.03.01; Jeremy Brown, 2018. 12.18。

註2-6　Feng-Cai Zhu , Yu-Hua Li., *Lancet.* 2020, Jun 3,395(10240):1845-1854。

註2-7　Feng-Cai Zhu, et al., *Lancet.* 2020, August 15, volume 396, issue 10249: 479-488。

附圖目次

圖2-1　冠狀病毒結構
圖2-2　新冠病毒複製圖

第三章

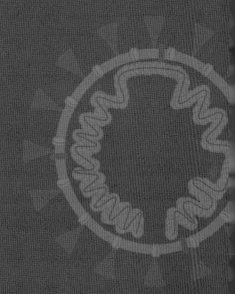

我國新冠病毒防疫政策之研究

決策者或決策機構

第一節　行政院衛生福利部疾病管制署
　　　　（致命流感百年治療史 SARS)
第二節　中央疫情指揮中心
　　　　(2020 我國防疫大作戰 暨防疫新生活)
第三節 聯合國世界衛生組織 (WHO)

　　公共衛生離不開人和社會，處理公共事務，和解決社會大眾的問題，需要借重社會科學的研究途徑與專業知識，公共衛生學者、研究人員、醫護人員等學術社區，除本科專業知識、專業訓練之外，要有更寬廣的通識教育，即透視社會科學的領域。以下借重公共行政、公共政策、政治學、國際關係的學理概念，處理政府、醫學界有關這方面的決策者、決策機構之界說。

　　首先，引用政治大學易君博教授對決策所下的定義：「決策乃是指一個人、團體或政府，在特殊的環境下，為達到某種目的，而選擇最佳途徑或政策的一種行為過程」（註3-1，易君博，民國58年：25）。另外，有名的決策分析創始人施乃德（R.C. Snyder），曾為決策下了一個定義：「決策是一種過程，即指決策者為達到想像中未來事務的狀態，從社會所限制的各種途徑中，選擇一個行動計劃的過程。」（註3-2，Richard C. Snyder,et al.,1963:90）。

　　上述兩位學者的界說，均強調決策者是一個人、團體、或政府，他們面對特殊的國內外環境，此次面對的是特殊的新冠病毒疫情肆虐全球，因此我國衛生福利部疾病管制局、中央疫情指揮中心、聯合國世界衛生組織都是決策者與決策機構。

　　在這些決策者、決策機構因應目前疫情的發展時，也要先例可循的找些致命流感百年治療史來作為定位，如此才能擴大特殊的視野和對新冠病毒的了解。杰里米·布朗博士（Jeremy Brown）《致命流感：百年治療史》的作者，是一位資深的急診科醫生，現任美國國立衛生研究院（National Institutes of Health）緊急護理研究辦公室（Office of Emergency Care Research）的負責人。寫下這本新書，回顧了百年來，人類與流感的抗爭史，極有參考的價值（註3-3，杰里米·布朗博士，2020.03.01; Jeremy Brown, 2018. 12.18）。

　　從作者整理瘟疫的歷史大流行年表得知，有鼠疫3次、霍亂11次、天花傷寒2次。與此次新冠狀病毒有關的流感5次，冠狀病毒肺炎3次，第一次發生的時間2002－2003年，發生的地點在亞洲，首次取名SARS肺炎，是嚴重急性呼吸道症候群冠狀病毒，感染人數8,096、死亡人數774，致死率9.56%，是冠狀病毒肺炎1。第二次發生時間2012－2015年，地點在中東/南韓，屬於MERS肺炎，是一種中東呼吸症候群冠狀病毒，感染人數1,084、死亡人數439，致死率40.5%，是冠狀病毒肺炎2。第三次從2019年發生至今，遍佈全球，屬於嚴重特殊傳染性肺炎，是嚴重急性呼吸道症候群冠狀病毒2型（SARS-CoV 2），截至2020年9月21日，感染人數30,891,247，死亡人數961,329，致死率3.18%，是冠狀病毒肺炎3，聯合國世界衛生組織統一命名為COVID-19（註3-4，維基百科，瘟疫，zh.wikipedia.org）。

第一節　行政院衛生福利部疾病管制署

一、行政院衛生福利部疾病管制署體制名稱之演變

1. 1995年7月1日，決策機構名稱叫行政院衛生署檢疫總所。行政院衛生署衛生人員訓練中心、行政院衛生署麻醉藥品經理處合署辦公大樓落成啟用，地址為臺北市中正區林森南路6號，喻台生建築師事務所設計及監造，萬利營造承造。

2. 1999年7月1日，改為行政院衛生署疾病管制局。為因應傳染病型態變遷、整合防疫資源、建構防疫體系，依《行政院衛生署疾病管制局組織條例》（1999年2月3日公布），行政院衛生署防疫處、行政院衛生署預防醫學研究所、行政院衛生署檢疫總所合併成立「行政院衛生署疾病管制局」，局本部設於臺北市中正區林森南路6號。

3. 2013年6月19日，責成設立衛生福利部疾病管制署（Taiwan Centers for Disease Control）。經總統令，制定公布《衛生福利部疾病管制署組織法》。7月23日，隨行政院衛生署改組升格為衛生福利部，疾病管制局改組為「衛生福利部疾病管制署」。其標誌如下：

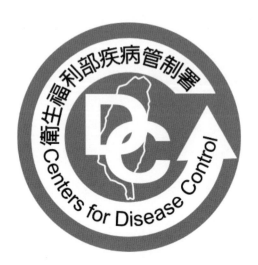

資料來源：衛生福利部疾病管制署- www.wikiwand.com. zh-hk, 2020年7月23日。

圖3-1　衛生福利部疾病管制署標誌

　　因此，機關組織之變革和處理以下三次冠狀肺炎有連帶關係。第一次發生時間2002－2003年，地點在亞洲，SARS肺炎，冠狀病毒肺炎1，學名叫嚴重急性呼吸道症候群（Severe Acute Respiratory Syndrome，SARS），是非典型肺炎的一種。2002年11月1日至2003年7月31日期間病人及死亡人數病例表，紀錄臺灣感染病例346例，死亡37人，病死率10.7%，感染的醫護人員68人占20%，和平醫院封館隔離從首宗日期2003-02-25，到最後一宗日期2003-06-15截止（註3-5，維基百科：嚴重急性呼吸道症候群- ikipediazh.wikipedia.org）。

二、三次冠狀病毒防疫決策者和所、局、署首長之危機處理

(一) SARS肺炎，冠狀病毒肺炎 1

第一次SARS肺炎發生在台北和平醫院，當時行政院衛生署疾病管制局局長，分別是第3任局長（代理）江英隆（就職日期2002年7月1日到離任日期2002年9月15日），第4任局長陳再晉（就職日期2002年9月16日，離任日期2003年5月18日），第5任局長蘇益仁（就職日期2003年5月19日，離任日期2004年5月19日）。SARS防治首宗日期2003-02-25，最後一宗日期2003-06-15，和平醫院封鎖期間，剛好落在蘇益仁局長任內，要負起更大的責任，幸好有葉金川全力襄助，問題才迎刃而解。

葉金川和抗SARS具有密切關係。葉金川歷任行政院衛生署技正、副處長、處長、技監及衛生署副署長，中央健康保險局總經理、台北市政府衛生局局長、慈濟大學教授等職，專業領域為公共衛生。2001年7月，在嚴道博士力邀下，任董氏基金會執行長，至2004年8月轉任台北市副市長卸任。

2003年葉金川在和平醫院（今台北市立聯合醫院和平院區）因SARS造成院內感染而封院期間，進入和平醫院提供協助。2004年出任台北市副市長。2008年5月20日出任總統府副秘書長。同年9月26日因衛生署處理三聚氰胺含量檢驗標準時發生爭議，原署長林芳郁請辭，葉金川接下衛生署長職務，加上SARS時期的表現，對時任台北市長的馬英九有加分作用，因此被部分媒體稱為馬英九的政治救火隊，功不可沒。

抗SARS後，衛生署於2009年2月11日下午，假疾病管制局感染症訓練中心召開「傳染病防治醫療網整軍誓師會議」，「傳染病防治醫療網」中的25家應變醫院共同出席，宣誓配合國家政策，在發生疫情時，將擔負起第一線醫療防疫工作。醫療網成立後，未來如遇到類似如SARS、禽流感或其他重大傳染病疫情發生，各地均能有專責醫療院所來收治病患，並確保民眾能享有最好的照顧品質。衛生署長葉金川勉勵

大家凝聚力量，攜手捍衛全國民眾健康（註3-6，衛生福利部疾病管制署，www.cdc.gov.tw，2009.2.11）。

2003年SARS疫情，由於部份地區設備及經驗的缺乏，不但造成醫院院內感染事件，也嚴重影響醫院正常醫療服務的提供；有鑒於此，衛生署為防患未然，已完成建置「傳染病防治醫療網」，將全台劃分為六個區，包括台北區、北區、中區、南區、高屏區及東區，並在各縣市指定一家應變醫院，見附件一傳染病指定應變醫院及支援合作醫院名單，其中包含15家區域醫院與10家地區醫院，後來又增加附件二傳染病指定隔離醫院及應變醫院名單。

(二) MERS-CoV冠狀病毒肺炎 2

第二次肺炎是2012年－2015年，發生在中東/南韓，屬於MERS肺炎，冠狀病毒肺炎2，時間點橫跨衛生署疾病管制局與衛生福利部疾病管制署兩個決策機構之間。當時首長分別是第8任局長張峰義（就任日期：99年05月01日，到離任日期：102年07月23日）、第1任署長張峰義（就任日期：102年07月23日，到離任日期：103年05月01日）、第2任署長(代理)周志浩（就任日期：103年05月01日，到離任日期：103年06月17日）、第3任署長郭旭崧（就任日期：103年06月17日，到離任日期：105年09月02日）。

張峰義局長任期3年2個月，實際處理MERS只有一年，剛開始恐怕還沒有進入狀況，接下來第一任、第二任署長任職兩個月與一個半月，時間都很短促和MERS沒什麼沾上邊，第三任署長郭旭崧任職2年3個多月，和MERS有真正的接觸，才能有機會進一步做防疫的工作和危機處理。

中東呼吸症候群冠狀病毒感染症（Middle East respiratory syndrome coronavirus [MERS-CoV]，英文縮寫：MERS）是一種由中東呼吸症候群冠狀病毒，此病毒2012年9月23日世界衛生組織正式命名為新型冠狀病毒2012，（註3-7，中東呼吸症候群冠狀病毒 - 衛生福利部疾病管制

署）為人畜共通傳染病。主要症狀包括發燒、咳嗽與呼吸急促等，另有
部分病患可能出現噁心、嘔吐、腹瀉等腸胃道症狀。感染者胸部X光通
常會發現肺炎，部分重症則出現急性腎衰竭、心包膜炎、血管內瀰漫
性凝血等併發症，死亡率約35%。重症病患大多具有慢性疾病，如糖尿
病、慢性肺病、腎病和免疫力缺陷。此外，研究指出部分病患僅出現輕
微感冒症狀或無明顯症狀，且可合併其他呼吸道病毒或細菌同時感染
（註3-8，中東呼吸綜合症-維基百科，zh.wikipedia.org）。

表3-1　中東呼吸症候群2012年9月－2015年3月10日期間全球累計個案

國家/地區	確診	死亡	病死率（%）
WHO統計總數	1059	394	37%
沙烏地阿拉伯	938	402	43%
韓國	182	32	18%
阿聯	74	10	14%
約旦	19	6	32%

資料來源：中東呼吸綜合症-維基百科，zh.wikipedia.org

　　聯合國世界衛生組織統計2012年9月－2015年3月10日期間，全球中
東呼吸症候群確診、死亡、病死率，最多的是沙烏地阿拉伯和韓國，其
次為阿聯及約旦，除了韓國屬於亞洲之外，其他都是中東地區。尚有其
他國家都是個位數字，譬如：英國確診4人，死亡3人；德國確診3人，
死亡1人；美國確診2人，沒有人死亡。至於中國大陸、日本、香港、臺
灣通通沒有MERS任何跡象。

　　雖然MERS在臺灣迄今無感染或死亡個案，我國能做的是藉由兩岸
中國大陸與香港醫藥衛生合作協議窗口及國際衛生條例（IHR）聯絡窗
口，了解該疑似韓國個案同班機旅客及當地接觸者中，如有台籍人士，

將主動聯繫並予以追蹤關懷。疾管署表示，一旦南韓出現社區感染事件，我國將立即提升該國旅遊疫情警示。疾管署將持續加強疫情監測、邊境檢疫等防治措施（註3-9，衛生福利部，因應南韓MERS-CoV疫情，疾管署與中國大陸、香港及南韓保持密切聯繫掌握疫情，2015.5.28）。

此外，為了因應南韓MERS-CoV疫情，衛生福利部部長蔣丙煌2015年6月3日上午赴北區醫療網應變醫院-衛生福利部桃園醫院新屋分院，視察該院「MERS-CoV病患收治演習」，並指示全台6家與外島3家應變醫院，秉持防疫視同作戰精神，隨時做好面對疫情的準備。

這次演習，模擬MERS-CoV密切接觸者已經進入臺灣，並在社區中出現發燒症狀就醫，醫院第一時間通報北區指揮官，將病患轉送應變醫院的過程，目的在於確保疫情發生時能及時啟動病患收治機制，同時避免發生本次南韓院內感染事件（註3-10，衛生福利部，因應MERS-CoV疫情，衛福部部長蔣丙煌視察應變醫院演習，2015.6.3）。

蔣丙煌為衛生福利部第二任部長，2014年10月22日就任，2016年5月19日離任，是首位食品科學學者，繼承葉金川抗SARS後，衛生署於2009年2月11日所成立的「傳染病防治醫療網」，在MERS沒有感染的情況之下，秉持防疫視同作戰精神，隨時做好面對疫情的準備，誠實難能可貴。

(三) COVID-19新冠病毒肺炎3

新冠病毒肺炎從2019年年底至今，遍佈全球，主要主管機關叫衛生福利部疾病管制署。新冠肺炎（COVID-19）國內確診病例攀升至30人，其中有三起感染源尚未尋獲，人心惶惶。走過SARS疫情、當時的台北市衛生局長葉金川表示不怕SARS、較怕新冠病毒，臺灣應盡快找到感染源、盡量圍堵病毒因為新冠病毒傳染力強，重症率約20%、致死率0.5%至2%，目前新冠病毒沒有特效藥與疫苗，只能用時間換取空間，也就是盡量作足隔離阻絕措施，以防止病毒傳遞（註3-11，羅真，

有過抗SARS經驗 葉金川「我較怕新冠病毒」，聯合報health.udn.com，
2020-02-25）。

　　衛生福利部決策機構，最高首長為署長，下有副署長與主任秘書，
本署設有5個行政單位包含秘書室、人事室、政風室、主計室、資訊
室，及8個業務單位包含企劃組、急性傳染病組、慢性傳染病組、新興
傳染病整備組、感染管制及生物安全組、檢疫組、檢驗及疫苗研製中
心、疫情中心，2個任務編組單位包含公關室、預防醫學辦公室，與全
台6個各區管制中心，包含台北區管制中心、北區管制中心、中區管制
中心、南區管制中心、高屏區管制中心、東區管制中心。

衛生福利部疾病管制署組織調整規劃

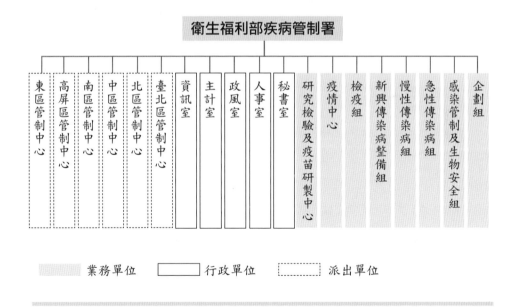

資料來源：司法法制委員會-審查「衛生福利部疾管局、食管局、健保局、國
　　　　　健局、中醫藥、社會及家庭署組織法草案」等案。

圖3-2　衛生福利部疾病管制署組織調整規劃

行政院衛生福利部疾病管制署，為了防治COVID-19新冠病毒肺炎 3，做了以下因應措施：

A、公布新冠病毒疫情建議等級

表3-2　新冠病毒肺炎國際旅遊疫情等級表

洲別	國家/地區	行政區	等級	最新發布日期
全球	全球		第三級：警告(Warning)	2020/03/21

分級標準	意涵	旅遊建議
第一級：注意(Watch)	提醒注意	提醒遵守當地的一般預防措施
第二級：警示(Alert)	加強預警	對當地採取加強防護
第三級：警告(Warning)	避免所有非必要旅遊	避免至當地所有非必要旅遊

資料來源：衛生福利部疾病管制署。

B、成立防疫諮詢專線：1922

對於疫情具有相關問題，在臺請撥打防疫諮詢專線：1922。 若要進一步詢問簽證及入境管制規定相關問題，可以撥打下列諮詢專線（自海外地區撥打請加我國區碼886）：（02）2343-2921、（02）2343-2895、（02）2343-2850、（02）2343-2876、（02）2343-2900。

C、告知新型冠狀病毒是什麼？

2019年12月起中國湖北武漢市發現不明原因肺炎群聚，疫情初期個案多與武漢華南海鮮城活動史有關，中國官方於2020年1月9日公布其病原體為新型冠狀病毒。此疫情隨後迅速在中國其他省市與世界各地擴散，2020年4月27日並證實可有效人傳人。

D、個人新冠病毒防範措施

1. 維持手部清潔，保持經常洗手習慣，原則上可以使用肥皂和清水或酒精性乾洗手液進行手部清潔。另應注意儘量不要用手直接碰觸眼睛、鼻子和嘴巴。手部接觸到呼吸道分泌物時，請用肥皂及清水搓手及澈底洗淨。

2. 於自主健康管理期間，每日早/晚各量體溫一次、詳實記錄體溫及活動史。

3. 生病期間應於家中休養，並佩戴外科口罩、避免外出。當口罩沾到口鼻分泌物時，應立即更換並內摺丟進垃圾桶。

4. 生病期間，與他人交談時，除戴上外科口罩外，儘可能保持1公尺以上距離。

5. 如果症狀緩解或痊癒後，仍可正常生活，但應儘量避免出入公共場所，外出時，請一定嚴格遵守全程佩戴外科口罩。

6. 如果症狀加劇，請確實佩戴好外科口罩，主動通報地方衛生局/所，由其協助就醫。（註3-12，衛生福利部，COVID-19常見問題疾病管制署宣導專區，www.mohw.gov.tw）。

第二節　中央流行疫情指揮中心

　　因國際疫情緊急，將中央疫情指揮中心提升為一級開設，並請衛生福利部陳時中部長擔任指揮官，行政院長蘇貞昌院長特別指示各部會務必嚴守國門，全力防疫、紓困跟振興經濟（註3-13，衛生福利部，中央流行疫情指揮中心提升為一級開設，衛福部陳時中部長擔任指揮官，2020.2.27）。

　　國家衛生福利部中央流行疫情指揮中心（簡稱：疫情指揮中心，英語：Central Epidemic Command Center，縮寫CECC）是中華民國一個非常態設置的中央層級組織架構，依《傳染病防治法》第十七條第一項規定，由中央衛生主管機關衛生福利部疾病管制署研判國內、外流行疫情嚴重程度，認有必要時，得提具體防疫動員建議，報請行政院同意成立中央流行疫情指揮中心，並指派指揮官。中央流行疫情指揮中心自2005年迄今已開設9次，曾就下列疾病開設指揮中心，包括登革熱、腸病毒、H1N1、H7N9、狂犬病、茲卡病毒、與目前2020年的嚴重特殊傳染性肺炎，開設層級1-3級均有開設過。

　　國家衛生指揮中心(NHCC)：設有中央流行疫情指揮中心、生物病原災害中央災害應變中心、反生物恐怖攻擊指揮中心、及中央緊急醫療災難應變中心等非常設機關。

　　依據中央流行疫情指揮中心實施辦法，中央流行疫情指揮中心（CECC）負責的任務：

疫情監測資訊之研判、防疫應變政策之制訂及其推動。

防疫應變所需之資源、設備及相關機關人員等之統籌與整合。

防疫應變所需之新聞發布、教育宣導、傳播媒體優先使用、入出國（境）管制、居家檢疫、國際組織聯繫與合作、機場與港口管制、運輸工具徵用、公共環境清消、勞動安全衛生、人畜共通傳染病防治及其他流行疫情防治必要措施。

換言之，中央流行疫情指揮中心，負責新冠病毒重要防疫政策的制定Crucial Policies for Combating COVID-19，防疫政策重大的決定依次如下：

一、超前部署

2020年2月27日行政院長蘇貞昌在行政院院會宣布，武漢肺炎疫情超前部署，即日起指揮中心提升到一級開設，常態會議由各部會副首長進駐，衛生福利部長陳時中任指揮官。

陳時中表示，升級是超前部署，社區傳播還是相對低，零星社區感染，國外疫情卻是3級跳，有找不到感染源的病例，部會合作開設一級指揮中心，加強橫向聯繫，中央、地方政府合作。一級開設後，3月1日起成立關懷服務中心，醫院提前準備，在應變情況下增加更多病房可使用，增加檢驗量能，希望部會和諧，共同努力防疫。

疫情指揮中心執行官周志浩認為，臺灣社區感染壓力大，要有更前瞻、超前部署，包含讓企業有更好的藥物治療、加快研發速度，推動民間合作，開關更好、更快速檢驗試劑，都需仰賴強而有力的一級開設執行。（註3-14，陳偉婷、張雄風，指揮中心升級 陳時中：因應國際疫情超前整備，中央社 CNA, www.cna.com.tw › news › ahel，2020.2.27）。

以下是圖3-3 COVID-19中央流行疫情指揮中心一級開設架構圖：

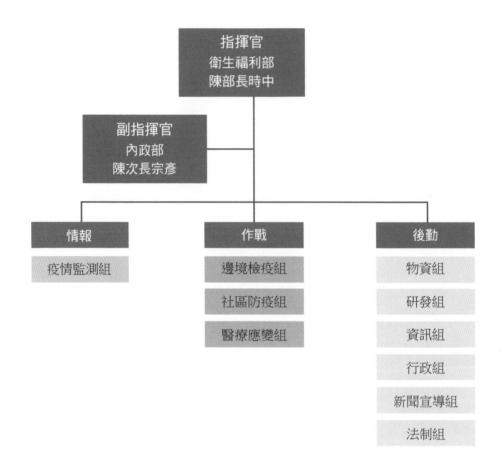

資料來源：衛生福利部，中央疫情指揮中心- 臺灣嚴重特殊傳染性肺炎（COVID 19）防疫，covid19.mohw.gov.tw。

圖3-3　COVID-19中央流行疫情指揮中心-一級開設架構圖

　　雖然一級開設是2月27日行政院院會通過的，可是遲至中央疫情指揮中心成立之後才法制化，於4月14日才新成立法務組分三個層級。三級開設為疾管署法務單位，二級開設為衛福部法規會，一級開設為法務部參與，主要由陳明堂次長與會。由於對民眾生活限制增多，涉及多種法律問題，因此將法務工作從行政組移出，由陳明堂次長主持。

　　一級開設架構圖，在陳時中指揮官、陳宗彥副指揮官之下，分情報、作戰、後勤三項任務。防疫大作戰最重要，細分為邊境防疫組、社區防疫組，與醫療應變組，每次召開記者會，一字排開報告戰況。

二、中央疫情指揮中心記者會

　　每當臺灣新冠病毒確診時，必定召開中央疫情指揮中心記者會，目前確診人數有527例（92020年10月11日更新），推估至少召開200~300次以上的記者招待會。最密集的時間在3月，武漢病毒爆發封城和3次包機，日本太平洋郵輪發生嚴重疫情的時候。從武漢肺炎疫情襲台以來，指揮中心每天例行記者會，早期階段還曾一天開3次，記者會也凝聚民眾對疫情的注意力。但臺灣疫情平穩，已連續44天沒有本土個案，疫情指揮中心研擬6月7日後鬆綁各活動場所防疫措施，疫情記者會也將不再每天開（註3-15，中央社，生活防疫研議6/7鬆綁，疫情記者會不再每天辦，2020.5.26）。中央流行疫情指揮中心記者會6/8起改為每周三14:00召開，每次記者會出席名單有固定的、有些是變動的，時間大約一小時，會中還有手語服務。以中央流行疫情指揮中心8月19日14:00記者會為例，這次出席的名單依序：

第一排：由左到右
中央流行疫情指揮中心　周志浩 疫情監測組組長
中央流行疫情指揮中心　張上淳 專家諮詢小組召集人
中央流行疫情指揮中心　陳時中 指揮官
中央流行疫情指揮中心　陳宗彥 副指揮官
教育部　劉孟奇 政務次長

第二排：
中央流行疫情指揮中心　莊人祥 發言人

　　為了因應一級開設，以及中央疫情指揮中心記者會，需要面對國人報告各種疫情發展和防疫工作，公布一級開設組織架構現況和它們的職務分配，乃刻不容緩。中央流行疫情指揮中心任務編組表如下：

指揮官：陳時中（衛生福利部部長）

副指揮官：陳宗彥（內政部政務次長）

專家諮詢小組：張上淳（國立臺灣大學副校長、台大醫學院所教授）

表3-3　中央流行疫情指揮中心任務編組表

各組（粗體：醫師。●：公共衛生或感染症學家）

組名	組長	副組長	任務
疫情監測組	**周志浩**●（衛福部疾病管制署（CDC）署長）	• 谷瑞生（外交部研究設計委員會主任） • **劉定萍**（微生物學家、CDC疫情中心主任）	負責國內、外疫情監測，以及國際交流。
邊境檢疫組	陳宗彥（內政部政務次長）	• 鍾景琨（內政部移民署副署長） • 何麗莉（CDC檢疫組組長） • 蔡志儒（陸委會法政處處長）	負責邊境線上全球旅客入境檢疫措施。
社區防疫組	**何啟功**●（衛福部次長）	• **莊人祥**●（CDC副署長） • 林清淇（內政部民政司長） • **王英偉**●（衛福部國民健康署署長）	負責社區關懷、居家檢疫及隔離追蹤、在宅醫療、心理輔導等工作。
醫療應變組	**薛瑞元**●（衛福部次長）	• **羅一鈞**●（感染症學家、CDC副署長。為最早將中華人民共和國疫情資訊反應給衛福部內部群組者之一。） • **石崇良**●（衛福部醫事司司長） • **李伯璋**（衛福部健保署長） • **王必勝**（衛生福利部附屬醫療及社會福利機構管理會執行長）	負責管理傳染病防治醫療網、集中檢疫場所、大型收治場所等感染管制事項。
物資組	王美花（經濟部部長）	• 陳佩利（經濟部工業局主秘） • 蔡壽洤（衛福部秘書處長）	負責各式醫療物資供應、分配及管理。

組名	組長	副組長	任務
研發組	**梁賡義●**（國家衛生研究院院長）	• **吳秀梅**（衛福部食品藥物管理署署長）	負責研發快篩試劑、疫苗、藥物、流行病學預測及建立肺炎疫情研究網及資料庫。
資訊組	簡宏偉（行政院資安處長）	• **龐一鳴●**（衛福部資訊處處長）	負責疫情資訊之架構。
行政組	**鄭舜平**（衛福部主任秘書）	• 鄧如秀（CDC主任秘書） • 李濠松（法務部檢察司副司長）	負責防疫相關法制、調查假訊息及相關庶務。
新聞宣導組	高遵（行政院新傳處長）	• 曹凱玲（CDC公關主任）	負責防疫宣導、民眾諮詢及政府行銷策略。
法制組/法務組	陳明堂（法務部政務次長）		指揮中心於4月14日新成立法務組。三級開設為疾管署法務，二級開設為衛福部法規會，一級開設為法務部參與，主要由陳明堂次長與會。由於對民眾生活限制增多，涉及多種法律問題，因此將法務工作從行政組移出，由陳明堂次長主持。

資料來源：國家衛生指揮中心中央流行疫情指揮中心，維基百科，wikipedia.org.

　　超前部屬曾提到防疫大作戰最重要，分為邊境防疫組、社區防疫組，與醫療應變組，每次召開記者會，一字排開報告戰況，因此任務編組表擺在最前面，其他後勤單位在國內防疫政策執行上，扮演重要的角色，也不可忽略。

　　中央流行疫情指揮中心指揮官陳時中表示，既然無新增病例、國內也度過了連續8周無本土確診個案的觀察期，未來將大幅減少例行記者會的頻率。也宣布「COVID-19臺灣防疫關鍵決策網」將上線，用網路平台的方式讓民眾能持續關心相關政策及疫情發展、並向全世界說明臺灣防疫的成功關鍵。

　　指揮中心說明，為記錄防疫經驗，衛生福利部特別整合中央及地方政府各項防疫政策的決策過程，並將此「臺灣模式（Taiwan Model）」以時間軸的方式呈現，向民眾及各國說明臺灣防疫成功因素、衛生醫療體系基礎、重大政策等等，使各界了解臺灣的公衛實力，證明「Taiwan can help, and Taiwan is helping！」

　　指揮中心進一步擬定，「COVID-19臺灣防疫關鍵決策網」設有中英文版介面，內容包含「決策關鍵時間軸」、「成功防疫因素」、「臺灣衛生醫療體系基礎」、「重大政策」等部分，整理出臺灣各項決策時間點、臺灣醫衛領域的耕耘基礎、防疫重大政策等內容。指揮中心進一步說明，防疫的成功可歸納出8項因素，包括「SARS經驗」、「中央疫情指揮中心」、「資訊公開透明」、「良好的資源分配」、「及時邊境管制」、「智慧社區防疫」、「先進的醫療科技」、「優質國民」等等，並仰賴中央、地方齊心一力對抗病毒，及國民高素質的配合（註3-16，風傳媒，疫情記者會不再每日召開，衛福部推「防疫關鍵決策網」，2020.6.7）。

三、「新型冠狀病毒防疫」宣導短片

　　近半年來，防疫宣導短片的覆蓋率相當綿密，除了Youtube、網路新媒體之外，近十台的電視頻道，從49台到57台還有公共電視，一天24小時至少重播十五次，政府官員、公共衛生學界、研究機構、專家學者、醫護人員等，無不現身說法，參與節目的錄製，從各個角度、各個層面教育民眾，一起防範COVID-19侵襲，從今年1月22日開始撥放。

表3-4　「新型冠狀病毒防疫」宣導短片

	短片名稱	連結
1	新型冠狀病毒防疫部長篇(2020製)	https://www.youtube.com/watch?v=XsZnkL5cb1k&fbclid=IwAR0h6Quqc0YoT8QOAiSvB2V8uU1yq5-ze5zxIQs7Guidsf4fEgOy2i2eMfw&app=desktop
2	新型冠狀病毒防疫篇(2020製)	https://www.youtube.com/watch?v=gtq4reC3nVk&fbclid=IwAR1nE5i7U2Wt6C-YYN-0BDEVJOCiBkhgZ7dbdlZj4qBdzSmkvPFTv3fukw&app=desktop
3	正確洗手步驟【行政院防疫宣導影片】	https://www.youtube.com/watch?v=8wiBWkgZ3iI&fbclid=IwAR0eBI5iSkKIYPKpyjtmT4Fz_f0HofBbZBx9c3dsKLOZr6HnnZUENxkp_Qw&app=desktop
4	阿疾波特的防疫學院手部衛生資本功(201911製)	https://www.youtube.com/watch?v=-G03rtXMsIk&fbclid=IwAR22Ut5bUZ468Pe8cFiH2ne-Th9uVFq2tPxCZQ4ojevnhZwibHvxG69pQ0&app=desktop
5	嚴防武漢肺炎/如何正確乾洗手	https://www.youtube.com/watch?v=BprEx7M94fk&fbclid=IwAR0h6Quqc0YoT8QOAiSvB2V8uU1yq5-ze5zxIQs7Guidsf4fEgOy2i2eMfw&app=desktop
6	防疫武漢肺炎/台大張上淳醫師告訴您戴口罩時機、勤洗手	https://www.youtube.com/watch?v=gHc9WcEKWX4&fbclid=IwAR3vvoSWJdodnOftn3w8aCQjPdrHHCdHWMm6IVxrAb1mYtWfhePYVHl1vo&app=desktop
7	居家隔離及居家檢疫注意事項1800聯播	https://www.youtube.com/watch?v=_gZjuvNzks0&fbclid=IwAR325gpyky0Skt3CdJ8TGNx_9BGldispZrtET0AJhwIAvveqJveb_MQ4l8&app=desktop
8	什麼是居家隔離及自主健康管理【行政院防疫宣導影片】	https://www.youtube.com/watch?v=qb8_FDjW7Ek
9	巧連智【洗手歌】預防武漢肺炎/新型冠狀病毒肺炎/巧虎/洗手/口罩/體驗/DVD	https://www.youtube.com/watch?v=v8itQBWaXZM

資料來源：宣導- 衛生福利部疾病管制署www.cdc.gov.tw › Advocacy › SubIndex。

四、啟動傳染病防治醫療網

傳染病防治醫療網的建立，是新冠肺炎疫情穩住的關鍵，整體防疫表現，也能讓國人對臺灣醫療更有信心。早在2003年抗SARS期間，葉金川成立了全台六個區的「傳染病防治醫療網」，接著MRES期間，衛生福利部部長蔣丙煌2015年實施「MERS-CoV病患收治演習」。

2020年面對感染新冠病毒及各種新興傳染病患時，平時的反覆訓練及嚴格遵守感染控制準則極為重要，各區傳染病防治醫療網應變醫院透過歷年對新興傳染病經驗累積彙整而成的醫院「疫情整備期單位自我查檢表」及其他整備表單，讓院內全體單位及同仁在有限時間裡，迅速自我檢查及整備完成，能隨時準備迎戰這無聲的敵人。

從臺灣首例新型冠狀病毒感染病(COVID-19)照護經驗學到，除了扎實的人員訓練，優質的團隊溝通也是防疫成功重要關鍵，所有照顧病患人員都能遵從規定，減少環境暴露，提升整體安全；也藉由團體成員的互相支持，減少心理壓力。醫院後續又透過嚴謹的感染疾病管制作為執行多位「符合通報定義」個案的住院篩檢及多位COVID-19確診個案的治療，降低院內感染風險 （註3-17，梁瑞芳、陳彩惠、徐永年、范姜宇龍、鄭明德，傳染病防治醫療網應變醫院之COVID-19感染管制作為：以北區為例，醫學與健康期刊，第9卷 第1期，2020年3月2日接受，p.139）。

回顧「決策乃是指一個人、團體或政府，在特殊的環境下，為達到某種目的，而選擇最佳途徑或政策的一種行為過程」，2003年抗SARS肺炎，冠狀病毒肺炎1期間，主要的決策者是葉金川單打獨鬥，解決和平醫院病毒感染的問題，並在任內建構「傳染病防治醫療網」，為往後防治工作打下基礎。MERS-CoV冠狀病毒肺炎2，臺灣雖然沒有疫情，但衛生福利部部長蔣丙煌2015年6月3日，視察醫療網應變醫院舉行「MERS-CoV病患收治演習」。這兩位決策者負責防疫的範圍小，時間

也比較短，影響的層面也不大，其決策機構較為簡單，除了建構傳染病防治醫療網之外，其他發揮不大。

來到2020年 COVID-19新冠病毒肺炎3，情勢大為改觀，無論決策者或決策機構，在職權、功能、影響力都發揮到極致。陳時中出生於1952年12月27日臺北市，是臺灣政治人物、牙醫師，民主進步黨籍，現任中華民國衛生福利部部長兼任中央流行疫情指揮中心指揮官，臺北醫學院（今臺北醫學大學）牙醫系畢業，曾任行政院衛生署（衛生福利部前身）副署長，推動全民健康保險牙醫總額制，後出任衛福部部長，為該部升格後首位牙醫出身的部長。2020年冠狀病毒病疫情期間，以衛福部部長身份兼任臺灣的中央流行疫情指揮中心指揮官。

不僅行政院衛生署升格為衛生福利部，加上一級開設擴增為中央流行疫情指揮中心，前所未有，SARS 肺炎冠狀病毒肺炎1、MERS-CoV冠狀病毒肺炎2，均沒有指揮中心這樣子的決策機構。在陳時中的指揮之下，動員衛生福利部和中央流行疫情指揮中心的各個部門，以及各地方政府的醫療系統，半年來，務必「順時中」陳時中說了算，為了對抗新冠病毒，掌握生殺大權，決策者和決策機構的權力跟著壯大。

第三節　聯合國世界衛生組織

聯合國世界衛生組織（World Health Organization，WHO），中文簡稱為世衛組織或世衛，是聯合國經濟及社會理事會專門機構之一，為世界最大的政府間公共衛生組織，1948年4月7日創立於瑞士日內瓦，總部就設於日內瓦。

根據《世界衛生組織組織法》，世界衛生組織的宗旨是「使世界各地的人們盡可能獲得高水準的健康。」，該組織給健康下的定義為「身體，精神及社會生活中的完美狀態」。世界衛生組織的主要職能包括：

促進流行病和地方病的防治；提供和改進公共衛生，疾病醫療和有關事項的教學與訓練；推動確定生物製品的國際標準。截至2020年，世界衛生組織共有193個成員國。

　　從組織機構來說，世界衛生大會是世衛組織的最高權力機構，葉金川2009年率團參與WHA，這是臺灣自1971年退出聯合國之後與國際組織的重大互動。楊志良說，當年去WHA大會發表演講，他強調臺灣在防疫、健保和醫院管理各方面都做得很好，樂於與國際分享，「當時因為是用『CHINESE TAIPEI』參加，只有第一次講到這個名詞，之後有4、5次都用『臺灣』，總是要維持臺灣尊嚴，大陸並沒有抗議。」WHA有很多專家委員會，國內每次率團參加，疾管署（CDC）、國健署、藥政、食安專家，都會分別去參加個別的專家委員會。

　　執行委員會是世界衛生大會的執行機構，負責執行大會的決議、政策和委託的任務，它由32位有資格的衛生領域的技術專家組成。常設機構秘書處，下設非洲、美洲、歐洲、東地中海、東南亞、西太平洋6個地區辦事處。針對全球發生新冠病毒，協助各國解決防疫工作。

　　WHO在公共衛生所扮演的角色包括：(1)領導攸關衛生之事項並以夥伴身分參與必要的聯合行動；(2)制訂研究議程、協助開發及宣揚有價值的知識；(3)制訂規範與標準，並促進及監測其實施；(4)闡釋合乎倫理且證據導向的政策方案；(5)提供技術支援，促進變革，並建構永續組織能力；(6)監測衛生狀況並評估衛生趨勢（註3-18，世界衛生組織 - 中華民國外交部，www.mofa.gov.tw，2020.8.14）。

　　我國為WHO創始會員國，自1972年後卻無法參與該組織。醫療衛生是全球的共同責任，事關公平獲得基本保健和對跨國疾病威脅的集體防範。為維護我國人之衛生權益，我國自1997年起正式推動參與WHO案。WHO於2009年元月將我納入「國際衛生條例」（IHR）之實施對象，2009年至2016年共8年在馬英九總統任內，曾邀請我以觀察員身分參加WHA。

　　自從 2019冠狀病毒疫情以來，世界衛生組織與西方主要國家產生相關爭議。2020年4月7日，美國總統川普在白宮舉行的例行新冠疫情記者會上批評美國貢獻的世界衛生組織經費為全球最高，卻偏袒中華人民共和國，以「中國為中心」（China Centric）。唐納‧川普揚言將會「重手」限制美國對世衛的資助，又指世衛似乎經常站在中國一邊及犯錯，美方會考慮停止資助世衛。不過，世衛組織多名官員表示，否認該組織「以中國為中心」，並稱當下正處新冠肺炎疫情大流行的嚴重時刻，不是應削減經費的時候。

　　6月8日美國和120多個國家支持調查COVID-19來源，讓中國就世界衛生大會5月18日的決議給個交代。但是，世衛大會題為「COVID-19 response」的決議中，所有同意「調查病毒來源」的國家，有中國、俄羅斯、澳大利亞、英國、歐盟、非盟等，唯獨沒有美國。這份決議通過的時間是5月18日，而川普政府在5月29日才宣布中斷與世衛組織的聯繫，中國大陸媒體因此認為美國早就決定不會配合調查病毒起源了（註3-19，2019冠狀病毒病疫情世界衛生組織相關爭議- 維基百科，wikipedia.org）。

　　世衛高層迴避臺灣問題，中國對臺灣的立場，即臺灣是一個分裂的省。但是臺灣認為自己是一個獨立的國家。世界衛生組織助理總幹事艾爾沃德表示，臺灣成員資格問題不應該由臺灣人回答，而是說「取決於世界衛生組織成員國」。世衛組織還說世衛一直在與臺灣衛生專家和當局合作，以確保迅速的信息交流並分享最佳做法。雖然這是事實，臺灣可以通過指定的交流渠道與會員國共享世衛組織信息並分享專業知識，但臺灣卻無法像會員一樣有效地進行交流或被清晰地聽到（註3-20，維基百科，世衛高層迴避臺灣問題，2020.4.8）。

　　面對疫情判斷及防疫資訊，起先我國和其他國家一樣，與世界衛生組織有以下的3點的爭議：

1. 曾指沒有證據顯示病毒會人傳人。
2. 認為戴口罩對抗疫沒有幫助。
3. 傳統醫學在新冠肺炎中的作用（註3-21，2019冠狀病毒疫情世界衛生組織相關爭議-維基百科，wikipedia.org）。

　　近來，關於新冠狀病毒，我們離疫苗還有多遠？譚德塞表示，世衛對中國境內可能的爆發源頭，第一階段的調查已經完成。傳染病專家團隊相信，病毒最初是由動物傳染到人身上，而關注焦點就是中國武漢市的一個活禽海鮮市場，COVID-19的疫情爆發也是從那裡開始。一個探測病毒源頭的專家先頭部隊已經完成任務，之後將會有世衛所領導的一個更大的國際小組前往中國，當中也包括中國的專家（註3-22，世衛譚德塞宣布，BBC.com., 2020.8.4）。

　　新冠病毒國際調查已正式啟動，獨立調查委員會公佈了入選委員會的11名國際人士的名單，其中包括法國愛滋病專家Michel Kazatchkine，英國前外交大臣米利班德，以及墨西哥前總統埃內斯托·塞迪略，醫生無疆界組織前主席、曾對世衛組織非洲埃博拉疫情提出尖銳批評的廖滿嫦，哥倫比亞前經濟部長毛裡西奧·卡德納斯；曾擔任全球抗擊愛滋病、結核和瘧疾基金執行主任的美國人馬克-迪布林，中國衛生專家鐘南山（註3-23，維基百科，世衛安德烈，新冠病毒國際調查正式啟動，Rfi，2020.9.4）。

　　1971年10月25日，中華民國被迫退出它參與創立的聯合國。40多年來，我們一直處在外交的困境上，既不能建交也無法參加聯合國各個專門機構的會議和活動，擋在世界衛生組織門外，無法以觀察員的名義參加世界衛生大會(WHA)也有4年了，面對肆虐全球的冠狀病毒疫情，在世界各國束手無策的同時，我們也愛莫能助，只能默默地尋求自保。雖然美國川普總統主張重回冷戰對抗，聯合英國、法國、德國、紐澳、印度「抗中保台」，對我國外交與全球新冠病毒疫情的解決，於事無補。

附註

註3-1　易君博，「政治學中的決策研究法」，憲政思潮，第五期（民國58年），頁25。

註3-2　Richard C. Snyder, H.W. Bruck and B. Sapin, (eds.), *Foreign Policy Decision-making : An Approach to the Study of International Politics*, New York: Free Press of Glencoe, 1963, p.90。

註3-3　杰里米·布朗博士，致命流感：百年治療史，中國社會科學文獻出版社，2020.03.01 Jeremy Brown, *Influenza: The Hundred-Year Hunt to Cure the Deadliest Disease in History*, Atria Books, 2018.12.18。

註3-4　維基百科，瘟疫zh.wikipedia.org。

註3-5　維基百科：嚴重急性呼吸道症候群- ikipediazh.wikipedia.org。

註3-6　衛生福利部疾病管制署，www.cdc.gov.tw，2009.2.11。

註3-7　中東呼吸症候群冠狀病毒 - 衛生福利部疾病管制署。

註3-8　中東呼吸綜合症- 維基百科，zh.wikipedia.org。

註3-9　衛生福利部，因應南韓MERS-CoV疫情，疾管署與中國大陸、香港及南韓保持密切聯繫掌握疫情，2015.5.28。

註3-10 衛生福利部，因應MERS-CoV疫情，衛福部部長蔣丙煌視察應變醫院演習，2015.6.3。

註3-11 羅真，有過抗SARS經驗 葉金川「我較怕新冠病毒」，聯合報health.udn.com，2020-02-25。

註3-12 衛生福利部：COVID-19常見問題疾病管制署宣導專區，www.mohw.gov.tw。

註3-13 衛生福利部，中央流行疫情指揮中心提升為一級開設，衛福部陳時中部長擔任指揮官，2020.2.27。

註3-14 陳偉婷、張雄風，指揮中心升級 陳時中：因應國際疫情超前整備，中央社 CNA，www.cna.com.tw › news › ahel，2020.2.27。

註3-15 中央社，生活防疫研議6/7鬆綁，疫情記者會不再每天辦，2020.5.26。

註3-16 風傳媒，疫情記者會不再每日召開，衛福部推「防疫關鍵決策網」，2020.6.7。

註3-17 梁瑞芳、陳彩惠、徐永年、范姜宇龍、鄭明德，傳染病防治醫療網應變醫院之COVID-19感染管制作為：以北區為例，醫學與健康期刊 第9卷 第1期，2020年3月2日接受，p.139。

註3-18 世界衛生組織 - 中華民國外交部，www.mofa.gov.tw，2020.8.14。

註3-19 2019冠狀病毒病疫情世界衛生組織相關爭議-維基百科，wikipedia.org。

註3-20 維基百科，世衛高層迴避臺灣問題，2020.4.8。

註3-21 2019冠狀病毒病疫情世界衛生組織相關爭議-維基百科，wikipedia.org。

註3-22 世衛，譚德塞宣布，BBC.com.2020.8.4。

註3-23 維基百科，安德烈，新冠病毒國際調查正式啟動，Rfi，2020.9.4。

附表目次

表3-1 中東呼吸症候群2012年9月－2015年3月10日期間全球累計個案

表3-2 新冠病毒肺炎國際旅遊疫情等級表

表3-3 中央流行疫情指揮中心任務編組表

表3-4 「新型冠狀病毒防疫」宣導短片

附圖目次

圖3-1 衛生福利部疾病管制署標誌

圖3-2 衛生福利部疾病管制署組織調整規劃

圖3-3 COVID-19中央流行疫情指揮中心-一級開設架構圖

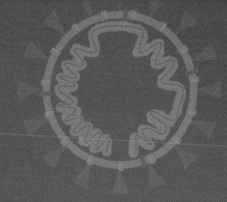

第四章

決策環境

第一節　國際環境

　　　　1. 大陸武漢爆發新冠病毒

　　　　2. 英美其他各國疫情擴散

　　　　3. 國際使用科技控制疫情的差異性

第二節　國內環境

　　　　1. 臺灣醫療體系抗 SARS 經驗

　　　　2. 國內完整的全民健保制度

　　　　3. 具備口罩防疫戰略物資

第一節　國際環境

一、大陸武漢爆發新冠病毒

大陸首度爆發武漢新冠病毒，這種嚴重特殊傳染性肺炎疫情，是一次由嚴重急性呼吸系統症候群冠狀病毒2型（SARS-CoV-2）所引發的全球大流行疫情。疫情最初在2019年12月於中華人民共和國湖北省武漢市被發現，隨後在2020年初迅速擴散至世界各國，逐漸變成一場全球性的大瘟疫，被不少國際組織及傳媒形容為自第二次世界大戰以來全球所面臨的最嚴峻危機，以及人類史上最嚴重的公共衛生事件。截至2020年9月13日，全球已有188個國家和地區累計報告逾2,860萬6千名確診個案，其中約1,928萬8千人已康復、至少約91萬7千人死亡（註4-1，嚴重特殊傳染性肺炎- 維基百科，Wikipedia）。以下剖析中國防疫大作戰的兩項新措施。

(一)設立方艙醫院

面對這種史無前例的嚴重特殊的新冠病毒肺炎疫情，中國首創方艙醫院以為因應。方艙醫院（Mobile cabin hospital），是由一系列具有不同醫療或技術保障功能的方艙組合而成的醫療單位。在當地的嚴重特殊傳染性肺炎疫情較為嚴重期間，中國大陸政府通過直接徵用現有空間，包括大型活動場地、休課學校等快速構建方艙醫院以應對本次疫情，後來其他國家或地區也有採用此類方式以緩解現有醫療機構壓力以應對疫情。

自嚴重特殊傳染性肺炎疫情爆發以來，中國大陸湖北省武漢市內的一般醫療院所，以及新擴建的肺炎專科醫院僅收容重症患者即人滿為患，而家庭自主隔離者仍能感染家人與鄰近社區成員，衝擊醫療資源的使用，使得疫情控制風險增大。在此情況下，中國大陸政府決定改以採取輕症狀者集中收治的原則進行傳染病控管，在武漢市內建立了16所方

艙醫院，並一共提供了20,000多個床位。2020年3月10日，武漢市武昌區洪山體育館方艙醫院收治的病患全部出院。至此，武漢市全部16所方艙醫院皆完成任務，休艙停運。之後，隨著疫情蔓延至全球，許多中國大陸以外的國家或地區也開始建造起方艙醫院。

方艙醫院起源於美國，1960年代，美軍為適應越南戰爭的需要，率先開展醫用方艙的研究與應用。方艙最初被應用於美軍，方艙都配有載車、機動性高，而且能根據需求在方艙內部設計相應結構或安裝相關設備，除了醫療方艙，常見的方艙還包括貨櫃、貨櫃房、專用車廂、軍用方艙、氣象方艙、移動組合房等。

20世紀70年代以後，方艙醫院的形式產生多種變化，英、德、法等國家研製出了採用越野汽車底盤載運的拖車或半掛拖車式組合系統。例如，英國研製的由26輛拖車組成的方艙醫院系統，拖車連接後，形成一條由防水帆布組成的穹頂式中央通道，擁有40張床位，2個重症監護室，1個手術室；輔助裝備拖車設置臨床化驗室、X光攝影室、藥房、滅菌物品中心供應室、膳食配製室、水電供應和行政管理室；全部裝有空調，機動性強，具有三防能力。法軍裝備的方艙醫院是由法國索裡蒂克公司製造的，由12個專用方艙、2個輔助方艙、10頂帳篷組成（註4-2，百度百科，方艙醫院_baike.baidu.com，item）。

嚴重特殊傳染性肺炎疫情期間，於武漢市建立的方艙醫院地點如下：
・江漢武漢國際會展中心
・東西湖武漢客廳
・武昌洪山體育館
・江岸武漢全民健身中心
・漢陽武漢國際博覽中心
・礄口武漢體育館
・武漢開發區武漢體育中心

· 江夏大花山
· 東湖開發區光谷科技會展中心
· 黃陂體育中心
· 蔡甸區知音谷
· 青山武鋼體育中心
· 諶家磯大道紅橋集團工業園區
· 於綏芬河建立的方艙醫院
（註4-3，方艙醫院- 維基百科，wikipediazh.）

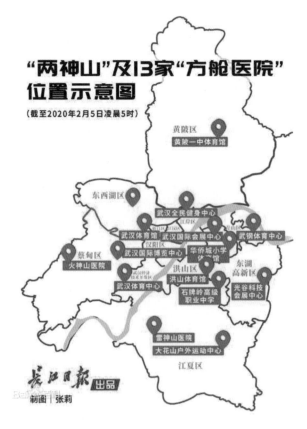

資料來源：百度百科，方艙醫院_baike.baidu.com › item

圖4-1　兩神山及13家方艙醫院位置示意圖

2020年2月4日，武漢全面著手將會展中心、體育場館等改造為「方艙醫院」，集中收治新型冠狀病毒感染的肺炎輕症患者。長江日報多路記者採訪，除了蔡甸區火神山醫院、江夏區雷神山醫院外，圖4-1，兩神山及13家方艙醫院，張莉製圖，將全市建設13家「方艙醫院」，分別：黃陂一中體育館、武漢全民健身中心、武漢體育館、東西湖區、武漢國際會展中心、華僑城小學體育館、武鋼體育中心、光谷科技會展中心、武漢國際博覽中心、武漢體育中心、武漢體育館、武漢市石牌嶺高級職業中學、大花山戶外運動中心，維基百科和百度百科所提供方艙醫院資料，大同小異，百度更詳細。在疫情的關鍵時期，建設「方艙醫院」被認為是關鍵之舉，可以有效緩解武漢醫療資源緊張，解決輕症患者的收治難題。

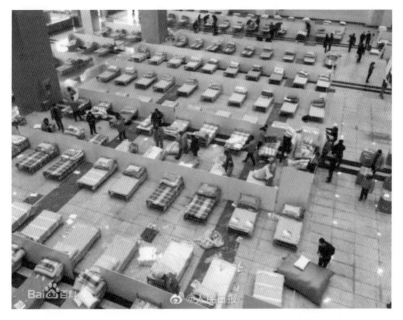

資料來源：方艙醫院-百度百科，baike.baidu.com › item

圖4-2　武漢體育中心「方艙醫院」內部鳥瞰圖

武漢「方艙醫院」雖然有別於正式的醫院，但各種功能也是齊全的，其中，醫療功能單元、病房單元、技術保障單元等一個不少，可以開展緊急救治、外科處置、臨床檢驗等多項任務。此外，全國各地抽調了有20支國家緊急醫學救援隊約2380餘名醫護人員，參與首批三處「方艙醫院」的組建工作中。其中，8支前往東西湖方艙醫院，5支前往洪山方艙醫院。這些醫療隊均乘坐飛機、高鐵或駕駛汽車抵達武漢支援。國家緊急醫學救援隊伍展開後相當於一所二級甲等綜合醫院。同時，這三處「方艙醫院」還配備了三輛移動P3試驗室，可對病毒進行檢測。武漢體育中心「方艙醫院」實現了WIFI全覆蓋，安裝了多套洗漱設備，配備有熱水器、空調。

外界認為，方艙醫院人口密集、間隔不足，沒有任何感控，不但未降低新型冠狀病毒交叉感染的風險，更增加院內病患和醫護感染更多疾病的可能，台大兒科黃立民教授指出，同一支病毒並不能造成一個人重複感染，一旦感染過，身上就有抗體，因此不會在快痊癒時、痊癒後，被不斷重複感染，而即便病毒有程度較小的變異，抗體仍然具有識別能力（註4-4，姜詠諺、陳潔，方艙醫院，是拯救武漢肺炎患者的「諾亞方舟」嗎？報導者，The Reporter，2020.2.12）。

武漢方艙醫院從2020年2月3日決定立項並迅速改建，到2020年3月10日所有方艙醫院休艙，這37天的運行為控制COVID-19疫情發揮了重要作用。中國大陸有一位文川兒科醫生參與武昌方艙醫院防疫救治工作，從方艙醫院的特點和功能、管理和運行及優勢和挑戰三方面描述了他的工作體會（註4-5，文川、田繼東、謝敏、徐軍美，武漢方艙醫院防控冠狀病毒病的意義和臨床體會，中國當代兒科雜誌，2020 May 15; 22(5): 409-413）。

在方艙醫院內需實行嚴格的院感控制方案。嚴格執行「三區兩通道」策略，方艙醫院對患者實行定向收治、集中隔離、單元式分區管理、標準化治療、雙向轉診醫療運行原則，患者的轉運流程，見圖4-3。

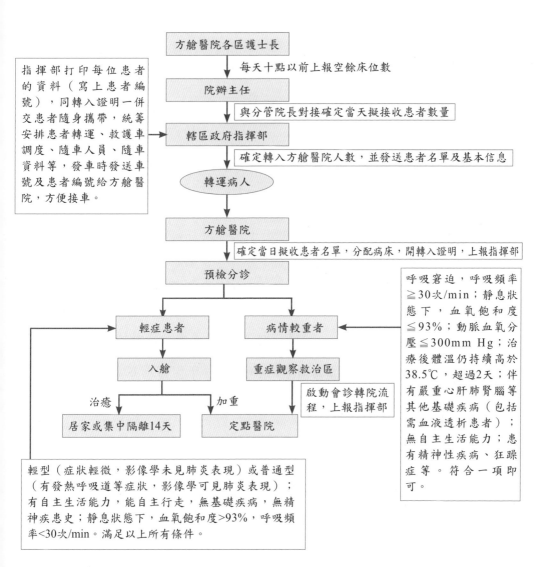

方艙醫院各區護士長

　每天十點以前上報空餘床位數

院辦主任

　與分管院長對接確定當天擬接收患者數量

轄區政府指揮部

　確定轉入方艙醫院人數，並發送患者名單及基本信息

轉運病人

指揮部打印每位患者的資料（寫上患者編號），同轉入證明一併交患者隨身攜帶，統籌安排患者轉運、救護車調度、隨車人員、隨車資料等，發車時發送車號及患者編號給方艙醫院，方便接車。

方艙醫院

　確定當日擬收患者名單，分配病床，開轉入證明，上報指揮部

預檢分诊

輕症患者　　　　病情較重者

入艙　　　　　重症觀察救治區

治癒　　　　　加重　　　啟動會診轉院流程，上報指揮部

居家或集中隔離14天　　定點醫院　　定點醫院

輕型（症狀輕微，影像學未見肺炎表現）或普通型（有發熱呼吸道等症狀，影像學可見肺炎表現）；有自主生活能力，能自主行走，無基礎疾病，無精神疾患史；靜息狀態下，血氧飽和度>93%，呼吸頻率<30次/min。滿足以上所有條件。

呼吸窘迫，呼吸頻率≧30次/min；靜息狀態下，血氧飽和度≦93%；動脈血氧分壓≦300mm Hg；治療後體溫仍持續高於38.5℃，超過2天；伴有嚴重心肝肺腎腦等其他基礎疾病（包括需血液透析患者）；無自主生活能力；患有精神性疾病、狂躁症等。符合一項即可。

資料來源：文川、田繼東、謝敏、徐軍美，武漢方艙醫院與防控冠狀病毒的意義和臨床體會，中國當代兒科雜誌，2020 May 15; 22(5): 409-413.

圖4-3　武漢武昌方艙醫院患者的轉運流程

就上圖患者轉運流程之評估監測而言：密切監測生命體徵、氧飽和度及症狀進展情況；住院期間，進行實驗室檢測、X線和/或CT檢查及SARS-CoV-2核酸檢測來評估病情，對於某些患者的基礎疾病通過會診進行評估。

(二)嘗試重災區封城

2020年1月23日起，中華人民共和國中央政府面對2019年爆發的新冠狀病毒疫情（COVID-19），在部分地區實施人員進出限制措施，而在湖北省武漢市和省內其他城市實施了法定甲類傳染病的預防控制措施。省外部分城市緊跟其後。世界衛生組織雖然聲稱這超出了它自己的指導方針，但讚揚了這一舉措，稱它是「公共衛生史上前所未有的」。武漢的疫區封鎖為中國其他城市採取類似措施創造了先例。武漢實施限行幾小時後，黃岡市、鄂州市等周邊城市也陸續實施了限行措施，最終湖北其他15個城市均實施了限行措施，省內共影響約5700萬人。

1月23日凌晨，武漢市疫情防控指揮部宣布自當日10時起，武漢市全市城市公交、地鐵、輪渡、長途客運暫停運營，機場、火車站離漢通道暫時關閉。路透社引述世界衛生組織駐華代表，指這是近代公共衛生史上第一例將1100萬人口的大城市採取封鎖措施。香港《頭條日報》報導指，不少市民隨即趕到火車站打算離開，希望在火車停止營運前乘上最後一班車，導致車站大排長龍。由於事發突然以及堅決的防疫手段，「逃離武漢」一度成為微博熱門話題。

當日，為緩解武漢現有醫療資源不足，武漢市人民政府要求中建三局公司在蔡甸區離市區16公里的知音湖武漢職工療養院的基礎上，參照SARS事件期間北京小湯山醫院的模式，在郊區建立臨時專門醫院，後來該醫療點被稱為火神山醫院作為2019冠狀病毒病患者收治中心。消息稱，武漢火神山醫院系採用活動板房的形式，面積達2.5萬平方米，可容納約1000張病床的專科醫院，用於收容救治感染2019冠狀病毒病患

者，負責工程的中建三局表示，急需大小挖機若干、平板車數台以及大量貨櫃，請武漢地區項目經理馬上動員項目資源，召集滯留在武漢的工人和車輛前往建設。預計於2月3日前完工並投入使用（註4-6，維基百科，2019冠狀病毒病中國大陸疫區封鎖措施，2020.1.23）。

緊鄰中國大陸的臺灣、香港，眼睜睜的目睹武漢新冠病毒的大爆發感同身受，特別是剛過完年台商跟返鄉探親的臺灣人、陸配，陸陸續續要上班、上課、上學，在嚴苛的封城之下，臺灣政府要如何因應接送疏散，照顧他們，是我國防疫大作戰面臨著高難度的考驗和課題。

二、歐美其他各國疫情擴散

嚴重特殊傳染性肺炎疫情爆發後，2020年1月21日，美國宣布出現第一例嚴重特殊傳染性肺炎。3月10日確診個案破千，自3月17日開始全美50個州均有確診個案。3月19日確診個案過萬，美國疾病管制與預防中心（CDC）每周一至周五中午更新截至昨天晚4點的官方統計數據。隨後美國3月27日當天超越中國與義大利公開的數字，成為疫情最嚴重的國家。4月27日，美國境內確診個案達到100萬，死亡人數達到5萬5千人。包括海外領地在內，只有美屬薩摩亞沒有確診個案。

美國疾病控制與預防中心在內的公共衛生部門，正敦促各級地方政府、企業和學校制定計劃，隨時準備取消大規模集會活動或推行遠距離辦公，以備不時之需。為避免疾病進一步傳播，疾病控制與預防中心建議民眾經常用肥皂洗手，並沖洗至少30秒，或使用酒精含量不低於60%的洗手液清洗，避免用手接觸眼、鼻和嘴部，打噴嚏和咳嗽時遮住口鼻，生病後在家休息，避免與生病患者近距離接觸，對經常觸碰的物品進行消毒和清潔。

3月14日凌晨，美國眾議院通過冠狀病毒救濟計劃，內容包括(1)所有的冠狀病毒檢測免費，包括不擁有保險的人；(2)最高可達兩周的帶薪

病假與最高可達三個月的家庭與醫療假；(3)力度更大的失業保險；(4)支持美國補充營養協助計畫和其他針對兒童和老人的食物救濟方案：(5)為醫療補助，以及針對低收入美國人的聯邦和州聯合保險計劃提供更多資金。

7月6日，美國移民與海關執法局宣布，若美國學校在2020年秋季全部實施遠距離網課教學，國際留學生將須離境。同時，如果學校只進行網課教學，移民局也不會核發簽證給尚在境外的國際學生。7月12日，美國移民與海關執法局在輿論壓力之下又表示，對於因疫情滯留在美國境外只能上網課的美國大學留學生，其簽證依舊有效。7月14日，川普政府正式取消國際學生只上網課就不能進入或留在美國的規定。

美國疾病管制與預防中心針對中國、歐洲大部分國家、伊朗和韓國發布3級旅行警告，建議取消前往上述國家的不必要行程。截至3月11日，疾病控制與預防中心針對全世界發布2級旅行警告，建議老年人及患有嚴重慢性病患者取消不必要行程（註4-7，嚴重特殊傳染性肺炎美國疫情- 維基百科，wikipedia.org., 2020.7.15）。

至於歐洲其他國家擴散的情形，專家普遍認為流行於歐洲的嚴重特殊傳染性肺炎病毒毒株，比起其他國家和地區所流行的病毒毒株危險係數相對更高，既可更有效率地在人類之間傳播及入侵人體系統，因此在嚴重特殊傳染性肺炎疫情中歐洲各國受到了相當巨大的威脅。以下針對法國、義大利、德國、英國染疫擴散的情形，扼要說明。

1.法國

2020年1月24日在法國波爾多出現首宗確診個案，也是歐洲首例確診患者。其後一個月時間內有少量患者確診，至2月24日，除一位患者死亡，其餘皆已治癒。但在此之後，隨著義大利的疫情爆發，法國、德國、西班牙等國開始出現大量個案，法國因而成為歐洲受疫情波及最為嚴重的國家之一。

　　3月5日，據法國費加羅報報導，中央-羅亞爾河谷大區出現首例病患，至此，法國本土的13個大區均已受到疫情波及。截至2020年8月15日，已確診212,211例，死亡30,406人。

2.義大利

　　義大利首次確診個案於2020年1月29日在羅馬出現，該個案來自兩個中國武漢的旅客。之後義大利立即中斷了所有大中華地區的航班，包含香港、澳門、臺灣，並宣布進入為期6個月的緊急狀態，屬於歐盟第一個全面防堵的國家。

　　然而時過20來天，2020年2月21日義大利北部的疫情突然開始快速擴散，先是倫巴底大區出現16個新增個案，2月22日再新增60個個案，並出現該國首名死者。目前當局尚不明確傳播是如何展開的，而被視為疫情擴散關鍵的是一名38歲的義大利籍男子，他在2月21日被確診為義大利第4例患者，並且曾參與跑馬拉松競賽。過去因為沒去過中國，醫生只是做了些抗生素治療，並未做深入的檢查，直到他病情加重送醫後才被判斷是「1號病人」。

　　據這位「一號病人」的反饋，他與一位從中國返義的朋友見過面，他的這位朋友也迅速被安排檢查，但並無症狀且醫院病毒檢測亦為陰性。後被發現或與1月德國巴伐利亞邦的群發性感染有關，截至2020年8月15日，當地確診個案為252,809例，死亡人數達到35,234人。

3.德國

　　2020年1月27日，巴伐利亞確診了首宗個案，冠狀病毒病疫情蔓延到德國。1月和2月初的大部分個案來自巴伐利亞邦的偉博思通（Webasto）總部。2月25日至26日，隨著義大利的疫情爆發，在巴登-符騰堡邦發現了多起與之有關的個案。而其他與義大利疫情無關的確診個案則發生在多個地區，包括巴登-符騰堡邦、北萊茵-西發利亞邦，以

及萊茵蘭-普法茲邦。而海因斯貝格郡形成的一個特定的群發性感染則與岡格爾特狂歡節有關。

4.英國

2020年1月，希斯洛機場加強了對每周從武漢接收的三班直達航班的監控；每一個人都將要接受海關衛生小組檢查。此外，英國所有機場都將為身體不適的旅客提供書面指南（有英語，普通話和廣東話版本）。

英國政府一直在追蹤從武漢起飛的航班，多達2,000人。對於政府是應該協助從中國受影響最大的地區遣返英國護照持有人，還是完全限制從受影響地區來的旅客，存在爭議。1月31日，從武漢撤離的飛機降落在英國皇家空軍布萊茲諾頓皇家空軍基地 (Brize Norton)，這些乘客均沒有任何症狀，被送往位於威勒爾市 (Wirral) 亞羅公園醫院的一個員工住宅區進行隔離。武漢的一些英國國民被告知他們可以被疏散，但其具有中國大陸護照的配偶和/或子女則不能。此事後來被推翻，這意味著有些人錯過了撤僑航班。

3月11日，英國衛生部次官娜汀·多里斯確診感染新冠病毒，是英國第一位確診的國會議員。她表示自己已經居家隔離。12日，在倫敦，首相強森與英格蘭首席醫療官克里斯·惠蒂抵達新聞發布會現場，綜合英國衛生當局12日發布的數據，英國累計新冠肺炎確診個案增至590例，與前一天相比新增130例。政府當天還宣布，該國疫情應對措施從「遏制」階段進入「延緩」階段，進一步提升力度。

3月25日，英國王室成員查爾斯王子被暴露核酸檢測呈陽性。據報導他症狀輕微，已和妻子卡米拉（測試結果為陰性）在巴爾莫勒爾城堡隔離。在自我隔離7日後痊癒。3月27日，英國首相約翰強森在Twitter拍攝影片表示，他在過去24小時出現輕微症狀，然後病毒檢測結果呈陽性。他稱，自己目前正自我隔離，但會繼續透過視像會議領導政府

抗疫工作。英國衛生大臣馬修·漢考克的病毒檢測結果亦呈陽性。約翰強森4月6日入住加護病房，4月9日轉至普通病房，4月12日痊癒出院。截至4月12日，英國已確診84,279例COVID-19個案，已有10,612例確診感染的人死亡（註4-8，嚴重特殊傳染性肺炎英國疫情- 維基百科，zh.wikipedia.org., 2020.4.12）。

　　除此之外，新冠病毒疫情從亞洲日本、韓國、東南亞、印度、紐澳擴散到加拿大、南北美洲、東西歐洲、中東、非洲、北半球、南半球等地，無一倖免。

　　以下是襲捲全球之新冠病毒疫情分佈圖：

全球新型冠狀病毒的疫情

主要國家疫情

國家地區	確診案例	死亡案例	每百萬人口案例
全球	16,653,598	656,699	2,137
美國	4,433,410	150,444	13,388
巴西	2,446,397	87,737	11,503
印度	1,484,136	33,461	1,075
俄羅斯	818,120	13,354	5,606
南非	452,529	7,067	7,623
墨西哥	395,489	44,022	3,065
祕魯	389,717	18,418	11,808
智利	347,923	9,187	18,189
西班牙	325,862	28,434	6,969
英國	300,111	45,759	4,419
伊朗	293,606	15,912	3,492
巴基斯坦	275,225	5,865	1,244
沙烏地阿拉伯	268,934	2,760	7,717
哥倫比亞	257,101	8,777	5,049
義大利	246,286	35,112	4,074
土耳其	227,019	5,630	2,690
孟加拉	226,225	2,965	1,373
德國	207,379	9,205	2,475
法國	183,079	30,209	2,804
阿根廷	167,416	3,059	3,702
台灣	467	7	20

國家地區		確診案例	死亡案例	每百萬人口案例
其他台灣鄰近地區	印尼	100,303	4,838	366
	中國	83,959	4,634	58
	菲律賓	82,040	1,945	748
	新加坡	50,838	27	8,685
	日本	29,989	996	237
	南韓	14,203	300	277
	馬來西亞	8,904	124	275
	泰國	3,297	58	47
	香港	2,779	22	370
大洋洲	澳洲	15,302	167	600
	紐西蘭	1,557	22	311
其他中東地區	伊拉克	112,585	4,458	2,795
	卡達	109,597	165	39,033
	阿曼	77,058	393	15,065
其他美洲地區	加拿大	114,597	8,901	3,034
	厄瓜多	81,161	5,532	4,595
	玻利維亞	71,181	2,647	6,092
其他非洲地區	埃及	92,482	4,652	903
	奈及利亞	41,180	860	199
	迦納	33,624	168	1,081

指標名稱：新型冠狀病毒確診案例、死亡案例、每百萬人口案例
資料來源：Worldometer(統計至台灣時間7/28下午3點)
製　作：國研院科技政策研究與資訊中心 PRIDE 指標資料庫

資料來源：國家實驗研究院，科技政策研究與資訊研究中心，PRIDE指標資料庫。https://pride.stpi.narl.org.tw/index/graph-world/detail/4b1141ad70bfda5f0170e64424db3fa3，CNN全球報導。

圖4-4　全球新冠病毒疫情分佈圖（*隨時都在更新）

三、國際使用科技控制疫情的差異性

現在中國大陸跟臺灣都使用手機科技來控制疫情。但是兩者最主要的差異，是臺灣只監管有染病嫌疑的人的大致行蹤，而在中國政府監控的，是所有人的詳細行蹤。

中國政府透過手機監控的方法，是由中國的騰訊跟阿里巴巴推出了所謂的「健康碼」。每個人都必須透過微信跟支付寶這樣的 app，登記自己的真實姓名跟住址，並交代自己在過去 14 天的行蹤。如果系統判斷這個人是安全的，沒有被感染的風險，就會在手機上顯示一個綠色的 QR code，稱作「綠碼」，而如果系統判斷這個人有被感染的可能，就會顯示「黃碼」或是「紅碼」。而中國的公民在出入社區、商場、或是公共場所的時候，都必須主動出示他們手機上的「綠碼」，才可以自由通行。

但是在美國、英國這些西方民主國家看來，這是中國政府侵犯了人民的隱私，妨礙了人民的自由。中國政府推出的健康碼，美國跟英國不是在科技上做不到，而是人民不願意讓政府監控他們的詳細行蹤。

質言之，一場瘟疫，可能會讓民主自由的國家變得更加自由，同時也讓中央集權的國家變得更加集權。在「國家為什麼會失敗？」《Why Nations Fail》這本書當中，就講過一個類似的故事。西元 1346 年的一場黑死病大瘟疫，讓英國變成了近代第一個民主國家，而同樣的一場瘟疫，卻也讓東歐的俄羅斯等國家鞏固了農奴制度，變得更加集權（註 4-9，林宜敬，瘟疫、科技與民主自由，立場新聞，2020.3.28）。

Why Nations Fail: The Origins of Power, Prosperity, and Poverty 《國家為什麼會失敗：權力，繁榮與貧困的起源》於2012年首次出版，是麻省理工學院出生於土耳其的亞美尼亞裔美國人經濟學家達隆·阿齊默格魯（Daron Acemoglu）和來自麻省理工學院的英國政治學家詹姆斯·魯濱遜（James A. Robinson）所著的非小說類書籍（註4-10，Daron Acemoglu and James Robinson, Crown Business,March 20, 2012）。

中國大陸「健康碼」與臺灣「健保卡」孰優孰劣？中國政府推出的「健康碼」對於疫情的防控當然有效，而且應該會非常的有效！如果臺灣「健保卡」在這波疫情中挺住了，應該會對自己的民主制度更有信心，因而跟美國走的更近。要是挺不住就會往中國「健康碼」的方向靠攏。自從通過香港國安法，香港政府要求中國大陸協助普篩控制疫情，連帶出現「健康碼」，激起民主反中派的抗議，可見瘟疫、科技、民主何去何從，面臨兩難。

第二節　國內環境

一、臺灣醫療體系抗SARS經驗

2003 年初中國爆發嚴重急性呼吸道症候群 （Severe Acute Respiratory Syndrome, SARS），臺灣於 3月發現確診病例， 卻因無法參與「世界衛生組織 」（WHO），所取得資訊及管道均有限，只能孤軍奮戰，仍失去了第一時間控制疫情的機會。當時全世界累計8,096病例，臺灣即佔其中346例，歷經數月抗煞，WHO 終於在當年 7 月 5 日宣佈臺灣自 SARS 感染區除名。

臺灣記取抗煞教訓，從經驗中學習，17 年來加強防疫組織架構，逐步訓練、精進、改善傳染病防疫制度，並透過法制程序授權機動成立「中央流行疫情指揮中心」（Central Epidemic Command Center, CECC），使臺灣採取全政府策略，快速動員，即時因應此次武漢肺炎（註4-11，外交部彙整，臺灣完善的健保體系及抗煞經驗，www.mofa.gov.tw，2020.5更新）。

依據外交部彙整，臺灣自抗煞以來重要防疫及抗疫作為有下列5項：(一)建置「國家衛生指揮中心」（NHCC）。(二)全球最早依法授權開設「中央流行疫情指揮中心」。(三)建立傳染病防治醫療網：防疫醫療體系

為中央－區域－地方三級指揮架構。(四)防疫醫師團隊的培訓與成軍：SARS 之後，政府也積極投資新興傳染病科技研發及傳染病醫師的訓練。(五)建構國際合作平臺：增設國際合作處（現為國際合作組），強化國際疫情資訊及輿情的蒐集，協調與推動國際公衛交流合作。

記取抗煞前車之鑑－武漢肺炎防疫作戰超前部署

(一)2019 年底，我疾管署自網路上得知，中國武漢市發生若干 SARS 或類 SARS 的病例。臺灣基於抗煞經驗，讓我們對於本次疫情訊息高度警惕，因此隨即在 2019年12月31日以電郵方式通報 WHO 「國際衛生條例」（IHR）聯繫窗口，要求 WHO 提供進一步資訊，且為求慎重，在電郵中特別提及「非典型肺炎」及「病患已進行隔離治療」，公衛專業人員即可據此研判該等病例有「人傳人」之可能性。我國同時也立即做好相關準備，超前部署，有效率達成多項重要決策，包含12月31日啟動邊境檢疫應變措施，2020年1月15日正式公告為第五類法定傳染病，翌（16）日即提升武漢市旅遊警示，並於宣告為法定傳染病第8天後即管制口罩出口；相較於當年 SARS 發生時，公告法定傳染病後1個半月，才宣布口罩禁止出口，超前管制 1個多月，有效穩定國內口罩需求。

(二)由於當年SARS發生時，中國已有隱匿疫情及延遲通報之前例，現任陳副總統是SARS發生時的衛生署長，目前許多在前線指揮的醫療公衛人員當年均曾經歷過 SARS，記憶猶新，疾管署嗣在行政院陳副院長其邁的指示下，於1月6日對中國國家衛生健康委員會發函，表達依據《海峽兩岸醫藥衛生合作協議》，臺灣派遣專家前往武漢市訪查的意願。臺灣防疫專家團隊於中國政府回覆同意之次（12）日深夜抵達武漢市，進行2日訪查行程，瞭解當地疫情狀況、防治作為及病患暴露史；又因泰國及日本亦相繼出現確診病例，研判不排除有限人傳人風險，且感染源尚未釐清，疾管署旋即於16日宣布，自當日起提升武漢市旅遊疫情建議至二級警示（Alert），加強預警，對當地採取加強防護。

二、國內完整全民健保制度

完善的健保體系－因應武漢肺炎危機的關鍵基礎

(一)臺灣自1995年起實施全民健康保險，開辦之初整併勞保、公保與農保等三大職業醫療體系，發展至今成為納保率超過99%的全民社會保險制度，提供全民醫療保健服務，此為因應武漢肺炎的關鍵基礎。

(二)2019年政府進行健保滿意度調查，國人滿意度達到歷史新高的89.7%；依據知名商業雜誌《CEOWORLD》2019年的醫療保健指數（Health Care Index）評比，臺灣以78.72分奪冠，全球資料庫網站「Numbeo」2020年 2月公布的醫療保健指數排行榜，臺灣也以86.71分蟬連4次全球第一。親民的健保制度也讓懷疑染病民眾不會害怕去醫院檢查，更不會因擔憂無法負擔醫療費用而怯步。

全民健保智慧升級－科技防疫的堅強後盾

(一)政府累積20多年的全民健保資料，堪稱是全國最大的個人資料庫。2003年在確保個人資安受到保護前提下，完成健保卡、IC卡系統建置。

(二)政府也在2013年建置以病人為中心的「健保雲端藥歷系統」，透過健保 VPN 系統，提供醫療機構即時查詢病人過去3個月的用藥紀錄，此外，政府精進醫療資訊上載雲端，個人化雲端服務的「健康存摺」系統，提供已註冊健保卡的民眾免插卡即可登入的查詢服務。

(三)對抗武漢肺炎疫情期間，健保IC卡及健保雲端系統成為科技防疫網路的堅實基礎，在口罩分配及民眾就醫紀錄、檢疫隔離與返國資訊等面向均發揮重要功能（註4-12，外交部彙整，臺灣完善的健保體系及抗煞經驗，www.mofa.gov.tw，2020.5更新）。

三、具備口罩防疫戰略物資

口罩（Respirator、Mask）指的是一類用來防止佩戴者吸入空氣中有害成分的器具，可以阻擋煙、蒸氣、氣體及懸浮粒子，如灰塵和空氣傳播疾病的微生物等。

防塵口罩指的是一次性、較為簡陋的型號。一些形態類似於防塵口罩的口罩也有專門的性能（過濾、內漏）認證，如醫護人員使用的外科口罩和過濾煙塵的N95口罩。外科口罩多為醫護人員所用，主要是阻擋佩戴者呼吸道分泌物沾污他人或環境的用具，亦被廣泛地用於預防呼吸道傳染病如嚴重急性呼吸道症候群、流感的傳播。防塵口罩在亞洲城市中用以日常生活中以阻擋煙塵。

一般人多以為外科口罩或類似的口罩可以過濾空氣中的有害物質，但實際上外科口罩的設計最主要的目的是阻擋佩戴者的口鼻飛沫，過濾空氣中微粒的能力極為有限，更遑論過濾空氣中的有害氣體。在日本，人們生病期間在公眾場合佩戴口罩是很平常的事情，這樣做可防止疾病傳播，也有人出於其他目的常戴口罩。在香港和澳門，其衛生部門亦鼓勵市民佩戴以預防呼吸道傳染病，而市民亦普遍接受。不過美國疾病控制與預防中心對外科口罩可以預防佩戴者感染呼吸道疾病則抱持懷疑態度，並且歐美民眾也甚少佩戴口罩。

歷經SARS以及這波新冠肺炎疫情，N95口罩守護全球民眾，尤其是醫護人員的健康功不可沒。您知道嗎，N95的發明人來自臺灣，他是一名美國工程師蔡秉燚（Peter Tsai）。隨著近期經濟部考慮擴大N95口罩產能，不織布公會在官網發布訊息，曝光N95口罩的發明人是來自臺灣的美國工程師蔡秉燚。

不織布公會解密N95口罩組成，N代表「not resistant to oil」，也就是不防油，但是過濾效果極佳，95代表至少能過濾掉95%的病毒、灰

塵、花粉、霧霾以及煙塵等微小顆粒物，至於達到這麼高過濾效果的關鍵在口罩中間層的靜電熔噴布，30年前由蔡秉燚及研發團隊成功研發。

不織布公會介紹，蔡秉燚在材料方面涉獵廣泛，既研究熔噴不織布工藝，又解決駐極處理問題，讓熔噴布在生產過程可以將纖維變得細微，纖維中產生孔洞就能捕捉粉塵與顆粒物等，同時透過駐極方式，將靜電附著在布料上，當病毒細菌經由表層穿透到中間層時，靜電就會吸附所有病毒細菌，是熔噴布被譽為「口罩之心」的原因。

蔡秉燚在美國田納西大學材料科學系工作長達35年，日前從學校退休，曾經有人評估，蔡秉燚的研發技術保護和改善超過全球10億人的健康（註4-13，N95口罩臺灣人發明的，蔡秉燚研發「口罩之心」守護10億人健康，中廣新聞網，2020.4.6）。

(一)口罩實名制

口罩實名制是指由政府管制口罩，並以實名制方式配給口罩的政策。此政策史上首次出現於嚴重特殊傳染性肺炎疫情期間，部分國家及地區的醫療機構與民眾大量採買口罩用於防治飛沫傳染，因此在當地出現口罩短缺的情況。為確保穩定供給口罩，使民眾能享有均等購買口罩的機會，由政府出面以公權力推行此類管制措施。澳門於2020年1月23日傍晚開始口罩管制措施，是最先實行相關政策的地區，臺灣隨後亦同樣實施、並首次使用了「口罩實名制」此一名稱，韓國隨後亦效法相關措施。

中華民國政府在2020年1月24日宣布禁止出口口罩，並於1月31日宣布徵用口罩，2月3日傍晚宣布推出口罩實名制，下令禁止超商等一般通路販售口罩。健保署工程師在2月4日、5日期間趕工建構「防疫口罩管控系統」，口罩實名制於2月6日上午9點正式執行，民眾可於全臺灣6336家藥局購買口罩。口罩剩餘數量以開放資料形式釋出，相關應用程式彙整於口罩供需資訊平台以供民眾查詢。

表4-1 口罩實名制1.0/2.0/3.0超級比一比表

	購買通路	購買時間	繳費時間	繳費方式	領取時間	領取方式	購買類型	物流處理費	備註
1.0 實體通路	藥局、衛生所、健康中心	週一到週日（部分藥局周日不販售口罩，購買時間視藥局營業時間而定）	現場付款	現金	當場領	當場領	大人口罩及大童平面口罩（持16歲以下健保卡購買）	0元	1.可代買1人大人口罩 2.可代買3人兒童口罩
2.0 網路通路	eMask、健保快易通APP	5/4 起每兩週為一輪，每輪第一週的週一到週三為預購日。舉例： ■ 5/4(一)~5/6(三)為第七輪預購日 ■ 5/18(一)~5/20(三)為第八輪預購日	預購日即繳費日 (3天)	ATM轉帳繳費 信用卡刷卡	每輪第二週起的 14 日內 舉例： ■ 5/11(一)~5/24(日)為第七輪領貨日 ■ 5/25(一)~6/7(日)為第八輪領貨日	隔週至四大超商及全聯、美廉社領取	大人口罩、小童立體口罩(4-8歲)（持16歲以下健保卡預購）	每盒7元	1.超商分領購與預購 2.因採預購制，代買無上限 3.繳費後依序領取小口罩，或宅配領取或至超商領取 4.超商事務機若有問題，可通路其他超商或更改其他通路預購
3.0 超商預購	超商插卡（領貨時可直接在超商續購）	【購買】 5/4 起每兩週為一輪，每輪第二週的週一至週日為續購日，4/30~5/3 為讓第七輪的購買切齊做不同的處理 【預購】同上2.0	續購日即繳費日 (7天) 預購日即繳費日 (3天)	現場繳費（現金、行動支付）	同上2.0	隔週至超商領取	同上2.0	每盒7元	4/30(四)~5/3(日)，第五輪及第六輪會預購的民眾可以領及購買直接第七輪續購+繳費 5/11(一)~5/17(日)，第七輪領貨的民眾可以領貨時直接第八輪續購+繳費

資料來源：衛生福利部

　　凡具中華民國國籍且具健保加保資格者，可以持健保卡到健保特約藥局購買；無健保卡者必須辦理加保手續或補換發健保卡，方可購買；未加保者必須持身分證或戶口名簿購買。每人每證每七天購買兩片，每人最多可持兩張健保卡購買。身分證字號末碼雙號者（0、2、4、6、8）可於每週二、四、六購買；單號者（1、3、5、7、9）可於每週一、三、五購買；週日則開放全民皆可購買。在台外籍人士如有健保卡，可持健保卡購買，如未有健保卡，可持居留證或入出境許可證購買（註4-14，衛生福利部，口罩實名制，1.0/2.0/3.0超級比一比，維基百科，www.mohw.gov.tw, 2020.4.30）。

　　為改善口罩分配不均的問題，以及讓上班族、學生等族群便於購買口罩，中華民國政府於3月12日至18日試營運「口罩實名制2.0」，請參考隨後衛生福利部製作的口罩實名制1.0/2.0/3.0超級比一比表，橫坐標有購買通路、購買時間、繳費時間、領取時間、領取方式、購買類型、物流處理費、備註等。除既有健保特約藥局及衛生所等實體通路外，增加網路預購通路，民眾可透過健保卡、自然人憑證登入平台，或可藉由健保快易通行動APP進行認證預購。購買數量限制與實體通路相同，但不受身分證號碼尾數限制。

(二)口罩國家隊

　　口罩國家隊是指政府徵收口罩工廠，到底每天可以生產多少口罩？又怎麼分配？經濟部表示，徵用25家口罩大廠，每天生產320萬副口罩，但人力不夠，產量衝不上來，導致很多民眾買不到口罩，因此計畫動用第二預備金，出資兩億元添購設備，增加60條口罩生產線，預計每天多生產600萬副口罩，將口罩日產量衝上1千萬副（註4-15，徐孟蘭、蕭鈺燁，經濟部徵用25廠商，拚日產千萬片口罩，華視新聞，2020.2.3）。

　　全面剖析口罩國家隊的組成，最上游的工具機國家隊，第一批至少有15家廠商和精密機械研究發展中心、金屬工業研究發展中心、工研院

機械所三大法人團隊。後來主動要求加入、為國家貢獻一份心力的第二批，則約有12家。

九月中旬，口罩國家隊陸續出現問題，新北市「加利」混充中國製口罩到國家隊，經濟部主動出擊再發現另一家彰化「豪品」口罩廠，進口中國非醫用的立體口罩，卻標示臺灣製的醫療口罩到市面上銷售，不過沒有混到實名制的口罩，還有一家台南「捷銈」帶來一陣退貨朝（註4-16，蘋果新聞網，【黑心口罩】國家隊爆第2家「中國製假冒MIT」查出990萬片，豪品公布3款產品可退貨，2020.9.10）。

附註

註4-1 嚴重特殊傳染性肺炎- 維基百科 - Wikipedia。

註4-2 百度百科，方艙醫院_baike.baidu.com › item。

註4-3 方艙醫院- 維基百科- Wikipediazh.wikipedia.org。

註4-4 姜詠諺、陳潔，方艙醫院，是拯救武漢肺炎患者的「諾亞方舟」嗎？報導者The Reporter，2020.2.12。

註4-5 文川、田繼東、謝敏、徐軍美，武漢方艙醫院防控冠狀病毒病的意義和臨床體會，中國當代兒科雜誌，2020 May 15; 22(5): 409-413。

註4-6 維基百科，2019冠狀病毒病中國大陸疫區封鎖措施，2020.1.23。

註4-7 嚴重特殊傳染性肺炎美國疫情- 維基百科，www.wikipedia.org, 2020.7.15。

註4-8 嚴重特殊傳染性肺炎英國疫情- 維基百科，wikipedia.org, 2020.4.12。

註4-9 林宜敬，瘟疫、科技與民主自由，立場新聞，2020.3.28。

註4-10 Daron Acemoglu and James Robinson，*Why Nations Fail: The Origins of Power, Prosperity, and Poverty* (English), Crown Business,March 20, 2012。

註4-11 外交部彙整，臺灣完善的健保體系及抗煞經驗，www.mofa.gov.tw，2020.5更新。

註4-12 外交部彙整，臺灣完善的健保體系及抗煞經驗，www.mofa.gov.tw, 2020.5 更新。

註4-13 N95口罩臺灣人發明的，蔡秉燚研發「口罩之心」守護10億人健康,中廣新聞網，2020.4.6。

註4-14 衛生福利部，口罩實名制，1.0/2.0/3.0超級比一比，維基百科，www.mohw.gov.tw, 2020.4.30。

註4-15 徐孟蘭、蕭鈺燁，經濟部徵用25廠商，拚日產千萬片口罩，華視新聞，2020.2.3。

註4-16 蘋果新聞網，【黑心口罩】國家隊爆第2家「中國製假冒MIT」查出990萬片，豪品公布3款產品可退貨，2020.9.10。

附表目次

表4-1 口罩實名制1.0/2.0/3.0超級比一比表

附圖目次

圖4-1 兩神山及13家方艙醫院位置示意圖

圖4-2 武漢體育中心「方艙醫院」內部鳥瞰圖

圖4-3 武漢武昌方艙醫院患者的轉運流程

圖4-4 全球新冠病毒疫情分佈圖 *隨時都在更新

第五章

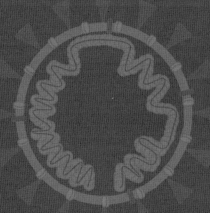

決策目標與政策產出

第一節 新冠病毒圍堵法
　　　（新冠病毒美國因應之道）
第二節 新冠病毒免疫法
　　　（英國 covid-19 防疫新策略）
第三節 我國新冠病毒防疫法
　　　（主戰派圍堵法為主，主和派免疫法為輔）

　　決策目標是針對新冠狀病毒，究竟如何消滅新冠狀病毒？有幾種不同的方式與途徑，第一種圍堵法，此為新冠狀病毒美國因應之道。第二種是免疫療法，這是英國COVID-19防疫新策略。我國適合使用哪一個途徑似乎不全然瞎子摸象，當然有點如同鄧小平改革開放所說的摸著石頭過河。

第一節　新冠病毒圍堵法

　　我國新冠病毒防疫政策之制定，需參考其他國家的防疫政策。新冠病毒圍堵法，主要談美國抗新冠病毒因應之道。當美國發生新冠病毒疫情的時候，美國各界全部動起來，180座戰地醫院，35艘醫療船，相當於215個火神山規模。所有醫療廢棄物將滅菌粉碎後，由直升機運往軍事基地集中處理，沒想到第三次世界大戰就這樣開始了，是人類對病毒的戰爭！

　　2020年3月13日下午，美國總統川普宣布美國進入「國家緊急狀態」（National Emergency）。這意味著，美國從民主政治體制瞬間轉換成為集權模式。這次，《國家緊急狀態法》的實施，一改平日兩黨相互扯皮的決策低效局面，也使政府系統與高效運作的市場機制無縫對接。《國家緊急狀態法（the Stafford Act）》賦予總統擁有了至少136項緊急權力，包括生產方式調控、向國外派兵、實行國內戒嚴、管制企業運營等，甚至可以使用一些極端性武器等等。簡而言之，政府可以統一調配全國人力、財力、物力。

　　新冠肺炎在美國的疫情持續加劇，總統川普（Donald Trump）引用《斯塔福德法》（Stafford Act）。《斯塔福德法》全稱為《斯塔福德災難與緊急援助法》（Robert T. Stafford Disaster Relief and Emergency Assistance Act），在1988年通過，屬於美國聯邦法例，用以在面臨重大災難時，從聯邦政府層面有系統地向州和地方政府提供應對災難

的援助，包括調動聯邦基金（註5-1，【美國疫情】美國進入緊急狀態，斯塔福德法是甚麼？香港經濟日報，HKET，inews.hket.com，2020.3.14）。

美國體制進入到由上至下的集權運作模式之後，白宮馬上召開工作會，沃爾瑪、Target、CVS、Walgreen等大型相關企業高管悉數出席。即便之前是反川派，在國家緊急狀態下，也得聽命於總統川普的統一部署。接下來川普就宣布美國將在一周內提供140萬個新冠病毒檢測試劑盒，並在下個月內總共提供500萬個檢測試劑盒。

美國政府具體工作落實如下：

一、解決資金問題

聯邦政府調動500億美元儲備資金用於各方緊急情況。如果在使用過程中發現不夠還可後續追加（股市對這個聲明立顯信心，道瓊指數一下上漲2000點，差點向上熔斷）。

二、解決沒錢檢測及治療的問題

所有美國居民（三億四千萬人）不管有無醫療保險，在新冠肺炎的檢測及治療上全部免費。

三、解決檢測場所不夠的問題

1. 一周內全美四大具有藥房的連鎖店，建立停車場開車通過就可檢測的站點（有些州更早就已開通）。這一舉措使得美國除了數萬家已可以進行檢測的醫院和診所以外，又可開通了兩萬兩千多個檢測站，根據需要可隨時啟用。具體數字如下：便利店：6200個；沃爾瑪超市：4769個；Walgreens（藥店連鎖）：9277個；Target（美國僅次於沃爾瑪的第二大零售百貨集團）：1844個。

2. 對於無法自行去檢測點檢查的人提供上門檢測服務。

3. Lapcorp, Quest, Diagnostic, Roche 這些全美曾經是競爭對手的檢測機構，通力合作增加測試數量、加快測試速度。

四、建立專用網站

以谷歌為首組織1700名軟體工程師建立一個專用網站，任何人可以在家裡上傳自己的癥狀，得到及時的信息回饋，並能查詢到最近的測試點。

五、解決醫護人員不夠的問題

1. 動員已退休的醫生、護士返崗。

2. 各醫院取消原定病人的非急診手術。

3. 衛生廳加速讓護理學生獲得執照以儘快加入工作行列。

4. 川普總統發布緊急命令，讓醫生和護士能夠跨州行醫工作（美國的醫療執照像駕照經紀人執照一樣都是各州考核後頒發的）。

六、解決醫院隔離病床不夠的問題

1. 美國國民警衛隊在美國18個州建立了野戰醫院，超過2000名國民警衛隊工程兵部隊作為技術骨幹參加了建設。調動37000人的美國陸軍工程兵兵團出動建設更多醫院。與此同時，美軍還將在各個醫院附近，建設更多的野戰醫院，專門治療病毒感染者。

2. 2艘7萬噸級醫療船開始從弗吉尼亞州諾福克和聖地亞哥出動。每艘醫院船都能夠容納1000張床位，並配備有各種專業化醫療器械。

3. 實施病人在家遠程醫療。在條件具備的地區讓醫生的診斷和治療方案從多少公里外送入家中。

4. 美軍將會在郊區軍事基地，建立隔離區，四個軍事基地將參加隔離，分別是科羅拉多州卡爾森堡的地區培訓學院，加利福尼亞州的特拉維斯空軍基地，德克薩斯州的萊克蘭德空軍基地，和加利福尼亞州的米拉馬爾陸戰隊航空基地。

七、解決國民因不能上班而沒有收入的問題

1. 國會已經通過了12周內僱主最少要發僱員原工資的三分之二，這筆錢由國會直接補發給僱主；

2. 川普已經提出並獲積極響應的「免除所有工薪階層的工資稅到今年年底」的政策（未來幾天內大概率將被國會通過）。由於工資稅（類似於中國的五險一金）大致是工資總額的30%，使得上述兩項措施相加能夠讓居家上班的人起碼在12個星期內基本保持「實得薪金」（take-home pay）的全額發放。

八、低收入家庭的財政資助

1. 學校關門後，在公立中小學低收入家庭孩子們的免費餐繼續供應。採用學校附近設點供餐或有人（或機器人）專門送餐到家中的方式。

2. Comcast網路公司為低收入的家庭提供60天免費上網，保證這些家庭的孩子們可以在家中上課。

九、學生貸款停止計息

無限期停止聯邦政府機構持有的所有學生貸款的計息。

十、軍隊動員

美軍動員86萬預備役和41萬國民警衛隊。其中的陸軍後備隊為21萬人，海軍後備隊為9萬人，空軍後備隊為7萬人，陸戰隊後備隊為4萬人。另外還有45萬是國民警衛隊預備役。

十一、商討推出100項措施保護經濟

為保護美國經濟，白宮和國會正在商討100項措施，包括緊急情況的帶薪休假，稅收抵免以幫助中小企業彌補休假成本，增加聯邦醫療補助資金等等應急措施。同時，美國政府也在商討如何幫助航空、酒店、郵輪等旅遊業，及小企業度過暫時的困難期。

新冠肺炎疫情已在全球一百多個國家蔓延，各國國情不同，從上述美國政府具體落實的11項工作中，看出美國經濟政策和防疫政策並重。其中，第二、解決沒錢檢測及治療的問題，第三、解決檢測場所不夠的問題，第四、建立專用網站，第五、解決醫護人員不夠的問題，第六、解決醫院隔離病床不夠的問題等共5個項目，均屬防疫圍堵最重要的普篩檢測、醫療強制隔離，雖未曾提到口罩、封城，但大量的網路線上上班上課，避免近距離群聚感染，發揮了很大的新冠病毒防疫圍堵，再加上境外管制、州際管制，休閒、旅遊、生活受到很大的限制。

第二節　新冠病毒免疫法

英國 COVID-19 防疫新策略："Alive with Covid-19"

英國首相強生宣布：

- 不再檢測和確診新冠患者、不檢疫、有症狀（咳嗽發燒4天以上）自己隔離7天。

- 民眾活動維持現狀、英國不關學校、不限制交通、不封城市、不鎖國、全國出入自由、集會照常。

理由：
1.>50% 無症狀無發燒、隱形病人是防疫漏洞，防不勝防。

2. 就算管控成效良好、短期被抑制了。當這一切防疫措施取消之後，傳染又會進來！地球村時代、國家不能永遠鎖國、沒有免疫力、遲早都會有感染機會。

3. 英國首席科學官華勒斯（Patrick Vallance）說明：感染流行曲線，管控（藍線）與不管控（紅線）的面積一樣，最終感染數都一樣，但是管控會延長戰線、社會成本增加、經濟重創。

所以英國策略是：

1. 因為整體感染的輕症率 > 80%，年輕人的輕症率>90%；重症與死亡個案集中在 > 70歲與慢性病患者。人群感染數 >60%，自然會產生群體免疫效應（Herb immunity)，所以希望多數年輕群眾因感染而有免疫力、保護老年人與慢性病患者。

2. 重點將放在照顧重症患者，CDC職責為控制感染趨勢在醫療容量內，讓醫院有能力可以診療重症個案，英國首席科學官預估英國疫情最高峰將在3個月之後。而後感染率會因免疫力普及與夏天季節來臨而逐漸消失。

再者：

1. 為了響應英國首相宣告的政策，英國格洛斯特郡舉行「切爾滕納姆賽馬節」，共有6.8萬人參加，沒人戴口罩。

2. 醫學期刊《柳葉刀》LANCET 主編Richard Horton評價：「英國政府是在拿民眾生命賭輪盤。」

3. 有趣的是：英國是全世界唯一的衛生部長確診被感染了新冠肺炎(納丁・多里斯Nadine Dorries），3 個月後就會知道英國新策略是對或錯。

結果：

・成功：首相強森會變成英國百年歷史中與邱吉爾並列的偉人！

・失敗：首相很快就會下台、污名一世……。

英國 COVID-19 防疫新策略，主要是基於新冠病毒佛系免疫療法，除了上面論述之外，尚有學術界兩派主張剖析如下：

英國首相鮑里斯‧強生(Boris Johnson)和其首席科學顧問華勒斯主張：

1. 目前新冠病毒的應對措施大體可分「主戰派」和「主和派」。中國、義大利是「主戰派」的代表，通過付出短期巨大的社會和經濟代價，採取強力隔離措施遏制「疫情」，已被中國證明至少第一階段是成功的。英國無論是覺得不用付出這麼大的代價，或者是擔心隔離一旦放鬆又會復發，所以放棄了消滅這個病毒的想法，成為「主和派」的代表。

2. 英國為代表的「主和派」基本邏輯是：新冠病毒不可戰勝，只能管控，需要長期共存。

3. 中國等「主戰派」的基本邏輯是：短期強力措施付出的總體成本反而是最小的（註5-2，中央社，英國「佛系防疫」背後的大膽策略：讓6成人口染病以達「群體免疫」！Alive with Covid-19，英國Covid-19防疫新策略，2020-03-14。）。

此外，尚有頂級科學家對新冠病毒的三個觀點的論述。

英國專家和德國專家的觀點高度一致。英國專家是英國首席科學顧問華勒斯爵士（Patrick Vallance），德國專家是德國病毒學家柏林Charite醫院病毒學研究所所長克里斯蒂安‧德羅斯滕（Christian Drosten），他在德國專業上的地位就如鐘南山，所以期望大家聽聽他們的聲音，這兩位頂級科學家對疫情的認知，都不包含政治傾向，而是純粹從科學角度的分析：

觀點一：英德專家首先都認為，病毒會長期存在。「新冠病毒不可能被「消滅」有3個原因：

第一，可以傳人的「中間宿主」沒找到。中間宿主不一定是野生動物，不要以為不吃野生動物就沒事。比如萬一中間宿主是鳥類呢？

第二，新冠病毒和人體的結合能力太強，德國科學家發現是SARS的20倍，太適應人類了。

第三，全球大流行，中國能對全世界閉關鎖國嗎？在預判病毒會長期存在後，英德兩位專家開始評估「最差」的情況，也就是沒有藥物和疫苗的情況，病毒會如何發展。首先，未來一年內，肯定是沒有疫苗的，生產不出來。這意味著肯定在沒有疫苗的情況下，我們要渡過2020年底的冬季；其次，未來一年之後疫苗是否能成功，還不能說100%，因為新冠病毒是RNA病毒，變異快；最後，目前藥物最可能有希望的就是瑞德西韋，但還沒正式上市；另外即使上市了，也是感染之後的藥物。綜上這三點，英德兩位專家都是在沒有特效藥，沒有疫苗的前提下，評估病毒發展的趨勢。

觀點二：英德專家認為，只有兩種情況才能結束病毒的流行：

　　第一種情況是有效的疫苗。第二種情況是需要歷時幾年好幾輪病毒流行後的「群體免疫」。疫苗不說了。群體免疫解釋一下：因為新冠病毒基本傳染系數R0是3，所以感染全體人口的2/3之後，也就是60%-70%人口獲得群體免疫，病毒就無法傳播了（R0是3，一人傳染3人，如果其中2個都早已經是感染了，那剩下只能感染1個，R0就衰減到1以下了）。結論：只有「疫苗」，才有勝利！沒有疫苗，那只有等著人去填坑，等病毒感染60%人類後「群體免疫」！（即使瑞德西韋特效藥，也是感染之後的特效藥。）

觀點三：不同國家的防控手段，只能改變病毒的流行曲線：

　　最好的曲線是「平滑」增長。因為只有這樣，才能保證充足的醫療資源，進行「常態化」的治療。以英國來說，他們準備至少目前，不特別地人為強行拉低曲線，他們希望現在的防控手段，能讓流行波峰盡量延長而平滑，類似「燜燒」，讓盡量多的人感染而開始產生群體免疫

（群體免疫不是一蹴而就，需要幾年，但現在開始，免疫的人多點總是好）。這樣到了2020年冬天，英國的風險會小很多。但英國的問題是，如果沒控制好，現在就和義大利一樣爆發了，不是「燜燒」，而是「爆燃」，擠兌醫療資源怎麼辦？所以，中國和英國兩種防控手段，孰優孰劣，我不評論，只是這裡列舉出來（註5-3，黃慕也教授提供，頂級科學家對新冠病毒的認知，2020年3月17日）。

第三節　我國新冠病毒防疫法

　　綜合美國新冠病毒因應之道的圍堵法，以及英國Covid-19的免疫療法，得知主戰派和主和派之爭，以及觀點一新冠病毒不可能被消滅，觀點二，除非有效的疫苗，和歷經好幾年、好幾輪病毒流行後的「群體免疫」。觀點三不同國家的防疫措施只能改變流行曲線。最好的曲線是「平滑」增長，期望我國新冠病毒防疫法，因為只有這樣，才能保證充足的醫療資源，進行「常態化」的治療。

一、主戰派圍堵法為主，主和派免疫法為輔

　　基於以上英德專家的觀點。我國新冠狀病毒防疫政策主戰派圍堵法為主，主和派免疫法為輔，應該注意下面幾點作法：

1.國人對「新冠病毒」要有敬畏之心，不能輕言、輕信沒有「疫苗」，就沒有勝利的說法。

2.需要「科普」！政府還需要公佈大量數據，主要包括感染人群相關數據，感染方式相關數據等等，讓民眾能更瞭解病毒，做好自我防範；政府還要讓民眾真正瞭解「有疫苗，就有勝利」的主觀需求；政府還要讓民眾務必戴上口罩，並且養成勤洗手的有效防護。

二、群體免疫、先天免疫、後天免疫、體液免疫

上述英德專家告訴我們，結束病毒的流行需要有效的疫苗，需要歷時幾年、好幾輪病毒流行後的「群體免疫」。除了群體免疫之外，還要重視先天免疫與後天免疫。新冠病毒入侵，最重要的先期防禦是先天免疫（與生俱有，初次接觸即可發揮效應)，比後天免疫(後天獲得，具有針對性、免疫記憶性）的T細胞、B細胞，更為重要。如「先天免疫」足夠，可防止病毒（從口、鼻腔、咽喉）進入細胞，或進入細胞卻無法複製、無法釋出（註5-4，肖恩・克羅蒂Shane Crotty，先前對SARS-CoV-2的免疫力：已知和未知，自然評論免疫學Nature Reviews Immunology，2020年7月7日，作者更正於2020年8月17日）。

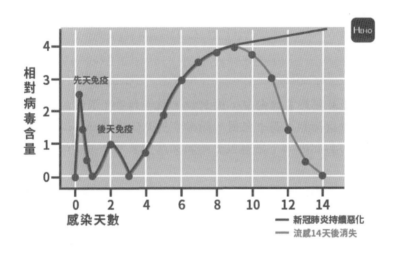

資料來源：林以璿，新冠肺炎專訪／臺灣能否守住就看這2週！免疫學權威張南驥回答關鍵3問題 | Heho健康新冠健康，https://heho.com.tw/archives/76461，2020-03-31。

圖5-1　一般病毒在身上致病的過程圖

　　若病毒複製、釋出，就會造成發燒等症狀。此時引發「後天免疫」（T細胞比B細胞重要）及激素反應，如能控制病情，就可復原。如病毒大量複製且釋出（病毒致病性，尤其有病毒突變），造成強烈免疫反應，形成「激素風暴」，就會損傷肺臟，當深層肺泡嚴重受創，影響血氧濃度，呼吸困難，熬不過呼吸器治療，就可能致命（註5-5，林以璿，新冠肺炎專訪／臺灣能否守住就看這2週！免疫學權威張南驥回答關鍵3問題 | Heho健康，https://heho.com.tw/archives/76461，2020-03-31）。

　　依據陽明大學潘懷宗教授在健康遠見雜誌，介紹有關「新冠肺炎康復者體內都有抗體嗎？」等一系列專家觀點，對於抗體免疫都有如下詳細的介紹和進一步的分析（註5-6，潘懷宗，新冠肺炎康復者體內都有抗體嗎？健康遠見，2020-06-02），以下是有關體液免疫的發現。

　　人類感染病毒後，身體為了對抗它，會相繼產生出兩種抗體：IgM和IgG。IgM是在感染初期就會迅速產生，但這些IgM抗體比較沒有專一性，而且會在體內一段時間後減弱消失，重慶醫科大學的實驗證明感染後第一週內就已經有40％的患者產生了IgM抗體，隨著時間的推移，產生出IgM抗體的患者比例愈來愈多，一直到第22天到達最大比例（94.1％）。更重要的是，症狀感染後的第19天，所有患者（100％）都產生了IgG抗體，理論上IgG是需要比IgM較長的時間才會出現（但每個人體質不盡相同），另外，IgG的專一性比較高，且對人類具有較長期的保護力。IgG和IgM的抗體產生，在免疫學上叫做體液免疫（註5-7，K. Wong, et al，Longitudinal dynamics of the neutralizing antibody response to SARS-CoV-2 infection，2020）。（註5-8，潘懷宗，為何新冠肺炎輕症多、重症少？看細胞激素風暴、免疫系統、病毒的三角關係，元氣網，2020-05-07）。

　　除了陽明大學之外，國內自2019年起，臺北醫學大學研究發展處支持設置免疫監測核心實驗室，核心平台發展以深度方法測定周邊血液及組織免疫細胞群的差異表現。同時，免疫監測核心實驗室亦會檢驗血漿中免疫指標因子，包括細胞激素/趨化激素以及免疫球蛋白的表現。利用微量檢體突破技術測定方法，亦可記錄免疫指標因子於連續性時間點的動態變化。免疫監測核心實驗室提供了高效率且完善的流式細胞儀分析技術服務以及免疫細胞功能性分析，不僅以專業代檢方式服務臺北醫學大學校內研究團隊，預計也將對外開放服務。總的來說，宿主免疫力匯出免疫圖譜將有助於鑑定施行免疫療法患者、免疫致病機制以及免疫調節等當下免疫力狀態，並可作為未來醫療診斷及治療輔用（註5-9，林秋鋒，監控免疫狀態可視為對抗COVID-19的潛在性策略，台灣研究亮點，tyh.gase.most.ntnu. edu.tw，2020年05月21日）。

三、新冠病毒主戰派圍堵法的政策產出

　　就一般老百姓和作者個人初淺的看法，新冠病毒主戰派圍堵法簡易做法有：1.勤洗手、戴口罩，2.避免參加大型集會，3.邊境防疫，4.社區防疫，避免疫情大規模爆發，5.疫苗、藥物大量投入，6.常運動、增加免疫力與抵抗力，以打倒新冠肺炎（註5-10，張耕維見解，2020.2.26）。

　　我國新冠病毒主戰派圍堵法的政策產出，依序以圖表的方式闡述說明。從圖5-2，2020臺灣新型冠狀病毒每日變化趨勢圖中，可以看出整個3月份出現確診病例最多最嚴重的時刻，此時防疫大作戰集中在強制檢疫隔離，防止病毒擴散，加強醫護專業的治療。

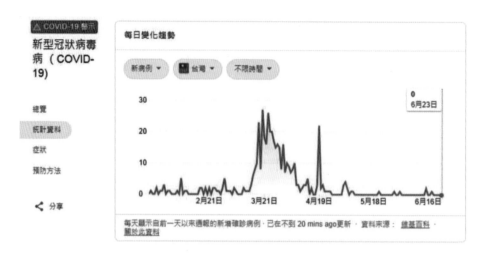

資料來源：衛福部疾病管制署，嚴重特殊傳染性肺炎，台灣每日變化趨勢，
　　　　　統計資料，www.cdc.gov.tw, subindex，未來城市Future city@天下，
　　　　　天下雜誌，futurecity.cw.com.tw，2020.6.24。

圖5-2　2020臺灣新型冠狀病毒每日變化趨勢圖

　　接下來從表5-1中央流行指揮中心國內國外疫情統計快訊（舉隅一）、和表5-2臺灣、全球病例數概況（舉隅二）的數據，可以看出我國新冠病毒疫情控制很好，半年來只有7個人死亡，和美國近20萬與全球近95萬死亡人數相比，可說是微乎其微。就確診人數來講前後440例到503例未達到500例。境外佔349例、本土55例，36例敦睦艦隊，康復解除隔離佔361或478例，治癒率95%。全球確診的病例3020萬，康復的病例2050萬，治癒率67.8%。可見臺灣新冠病毒圍堵法防疫政策績效卓著。

表5-1　中央流行指揮中心國內國外疫情統計快訊（舉隅一）

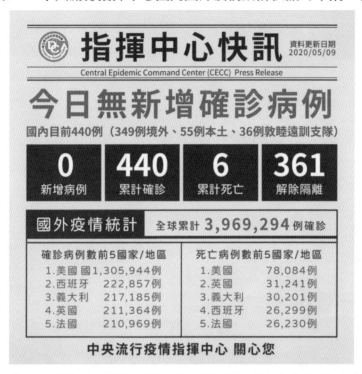

資料來源：衛生福利部嘉義醫院COVID-19（嚴重特殊傳染性肺炎）專區，
　　　　　2020.7.8。

表5-2　臺灣、全球病例數概況（舉隅二）

臺灣

病例總數	康復人數	死亡人數
503 +3	478	7 +0

Worldwide

病例總數	康復人數	死亡人數
3020萬	2050萬	94.6萬

資料來源：維基百科，臺灣即時新冠肺炎疫情，news.google.com和JHU
　　　　　C5SE Covid-19 Data，2020.9.19。

　　臺灣沒有中國大陸方艙醫院，內部各省各城市封城的圍堵政策，但是有境外出入境的圍堵政策，從表5-3武漢肺炎臺灣3月19日出入境禁制公告表，得知禁制的時間點剛好落在，圖5-2 2020臺灣新型冠狀病毒每日變化趨勢圖，三月份確診人數最高峰的時期。特別是針對重災區國家入境給予嚴格的管制。

表5-3　武漢肺炎臺灣3月19日出入境禁制公告表

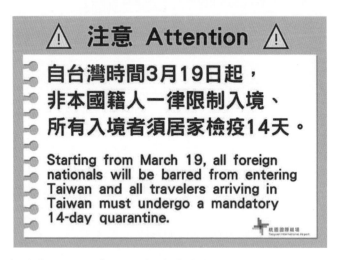

　　資料來源：欣傳媒，武漢肺炎各國入境規定懶人包，
2020.3.18。

　　緊接著我國衛生福利部建立具感染風險民眾追蹤管理機制表，從表5-4中央疫情指揮中心的制定，具感染風險民眾追蹤管理機制表中，橫剖面介入措施分為居家檢疫、居家隔離、自主健康管理三大類。縱剖面又分對象、負責單位、方式、配合事項，法令依據等項目。規定得鉅細靡遺，讓民眾參考後具體執行，確實做好防疫的工作。

　　居家檢疫、居家隔離、自主健康管理這三項是我國新冠病毒主戰派圍堵法防疫的最佳良策。

表5-4　衛生福利部疾病管制署-具感染風險民眾追蹤管理機制表

介入措施	居家隔離	居家檢疫	自主健康管理
對象	確定病例之接觸者	對象1：具中港澳旅遊史者 對象2：具南韓旅遊史者(非本國籍人士自2/25起、本國籍人士自2/27起)	對象1：申請赴港澳獲准者 對象2：通報個案但已檢驗陰性且符合解除隔離條件者 對象3：社區監測通報採檢個案 對象4：自「國際旅遊疫情建議等級」第一級及第二級國家返國者
負責單位	地方衛生主管機關	地方政府民政局/里長或里幹事	衛生主管機關
方式	居家隔離14天 主動監測1天2次	居家檢疫14天 主動監測1天1~2次	自主健康管理14天
配合事項	● 衛生主管機關開立「**居家隔離通知書**」。 ● 衛生主管機關每日追蹤2次健康狀況。 ● 隔離期間在家中(或指定地點)不外出，亦不得出境或出國。不得搭乘大眾運輸工具。 ● **有疫狀者**由衛生主管機關安排就醫。 ● 如未配合中央流行疫情指揮中心防治措施，將依傳染病防治法裁罰，必要時進行強制安置。	● 主管機關開立「**旅客入境健康聲明暨居家檢疫通知書**」，配戴口罩返家檢疫。 ● 里長或里幹事進行健康關懷14天，每日撥打電話詢問健康狀況並記錄「健康關懷紀錄表」。 ● 檢疫期間留在家中(或指定地點)不外出，亦不得出境或出國。不得搭乘大眾運輸工具。 ● **有疫狀者**將送指定醫療機構採檢送驗，衛生主管機關加入主動監測。 ● 如未配合中央流行疫情指揮中心防治措施，將依傳染病防治法裁罰，必要時進行強制安置。	● **無症狀者**：儘量避免出入公共場所，如需外出應全程配戴外科口罩；勤洗手，落實呼吸道衛生及咳嗽禮節；每日早/晚各量體溫一次。 ● **有發燒或咳嗽、流鼻水等呼吸道症狀、身體不適者**：確實低戴好外科口罩，儘速就醫，就醫時主動告知接觸史、旅遊史及身邊是否有其他人有類似症狀。返家後亦應配戴口罩避免外出、與他人交談時應保持適當距離。 ● **對象3**採檢後返家於接獲檢驗結果前，應留在家中不可外出。
法令依據	傳染病防治法第48條	傳染病防治法第58條	傳染病防治法第36條

中央流行疫情指揮中心　關心您　[QR code] www.cdc.gov.tw　疫情通報及諮詢專線：1922

資料來源：中央防疫中心疾病管制署，「具感染風險民眾追蹤管理機制」（含居家隔離、居家檢疫、自主健康管理），2020.3.19。

　　口罩，已成為全球必需品，圖5-3陳時中衛生福利部部長、中央疫情指揮中心，規定8種室內公共場所務必戴口罩，圍堵新冠病毒的入侵或擴散。務必戴口罩，已成為我國與全球的行為準則，及確保自己身體健康的必要條件。

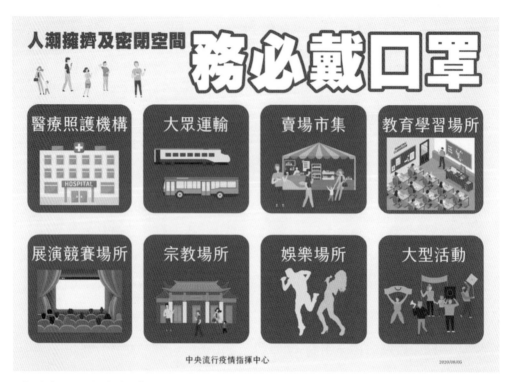

資料來源：獨家報導，8種室內公共場所務必戴口罩 以避免感染疫情，
2020.8.7。王家瑜，新冠疫情升溫？陳時中：8種室內公共場所務必
戴口罩，健康2.0，2020.8.5。

圖5-3　陳時中：8種室內公共場所務必戴口罩圖示

圖5-3展示的場所詳細規定如下：

1. 醫療院所及照護機構。
2. 大眾運輸場站或無法保持社交距離的車廂。
3. 賣場或市集（百貨公司、量販店、傳統市場、夜市等）。
4. 教育學習場所（補習班、K書中心等）。
5. 展演競賽場所（音樂廳、體育館、電影院等）。
6. 宗教場所（廟宇、教會、禮拜、遶境等）。

7. 休閒娛樂場所（兒童遊樂場、酒店、舞廳、夜店、酒吧、KTV、
　 遊藝場等）。
8. 大型活動。

進一步分析，關於英國和美國的防疫策略，有一些非常值得探討的
地方。首先我們先了解這兩個國家對抗COVID-19策略制定的個別代表
人物：Anthony Fauci和Patrick Vallance。

安東尼‧弗契（Anthony Fauci, M.D.）本人除了基礎研究超
強，也是愛滋病緊急救援計劃防治AIDS和制定911之後生物防禦
（biodefense）藥物和疫苗的專家。基本上這幾年只要有大型傳染病爆
發，美國國會的聽證會(hearings)一定看得到Tony的身影，他也成功帶
領美國一次一次通過各種疫病考驗。

英國華勒斯爵士（Sir. Patrick Vallance M.B.）則是前GSK drug
discovery的頭頭，後來成為UK的 Chief Scientific Adviser。他是在英國
推動科學和證據領導政策的非常重要人物，同時也是首先把行為科學引
入政策制定的先驅。

這兩位專家，也一直在告訴我們非常重要的訊息：

1. 現在還未到疫情的高峰期，在情況好轉前，事情會變得更糟。這是無
　 法避免的，不要對這件事有不切實際的期待。
2. 我們現在所有的防疫手段，都不是要讓疫情不爆發，而是把疫情從粉
　 紅線，變成綠線。
3. 我們現在面對的時間單位，是以「季」計算，不會是幾個星期就能解
　 決的事。

美國因為沒有全民健保，沒有像英國對社會那麼taxing的系統，基
本上大部分的能量都存在民間。當疫情發生，第一步就是去向民間挖資

源。美國不用全知全能的政府告訴大家怎麼做，而是去建立民間和政府的夥伴關係partnership，在國家有難的時候，挖出民間有的能量，去對付疫情。

所以把英美這兩個國家放在一起看，就會看到不同社會制度和國力底蘊，同一套科學數據，面對疫情的政策為什麼會不同。英國以國民保健署（National Health Service，NHS）為中心，擋一陣子之後直接告訴你我們國力不夠強，一定要以拖待變，請大家配合。美國花時間整合民間力量，然後告訴你老子國力強，資源夠，現在要開始揍人了。

那看完這兩個國家，回來看臺灣呢？

我們有一個和英國非常相像的健保系統，也一樣是採取中央單一單位對抗疫情的方式在進行防疫政策制定。不過我們也很早就開始引入民間力量協助。臺灣的防疫策略，一開始就用非常高的強度，把COVID-19當作是SARS在扁。

回過頭去看，我們可以說幾件事：

1. SARS和被WHO排擠的經驗，以及我們對於中國的戒心，的確有幫到我們。

2. 臺灣的國力比我想像中強，我們在健保平時已經吃掉大量民間資源的情況下，用非常高的強度，對抗未知的疫情至今，還未崩盤。

3. 臺灣人怕死這件事，幫到我們很多。因為怕被傳染，現在大醫院幾乎沒什麼人，實際上幫助釋放了相當大的醫療能量。

4. 臺灣歷經非常多次選舉動員、救災動員等等，民間動員能力之強，真的可以說是舉世無雙。

另一方面，也有幾個問題值得大家思考：

1. 臺灣因為種種資料的不足，還有對隱私權奇怪的認知等等，我們對於自己國力的掌握，真的有好到能夠在第一時間下判斷，知道我們能用這種強度，撐得起這場戰役嗎？

2. 萬一遇到超出系統負荷的情況，我們能有足夠的數據，做得出英國這種承認要以拖待變的判斷嗎？

3. 我們其實很少看到指揮中心出來用科學跟我們解釋防疫政策的合理性，而是單純的服從政府的指令。但萬一政府是錯的呢？像英國官方的判斷，就很多人不同意，我也部份不同意，可是至少你知道他們背後的邏輯。那臺灣呢？除了SARS經驗，我們還知道多少指揮中心背後的邏輯（註5-11，英國和美國對抗COVID-19防疫策略的不同？2020.3.22）。

附註

註5-1　【美國疫情】美國進入緊急狀態 斯塔福德法是甚麼？香港經濟日報HKET，news.hket.com，2020.3.14。

註5-2　中央社，英國「佛系防疫」背後的大膽策略：讓6成人口染病以達「群體免疫」Alive with Covid-19，英國Covid-19防疫新策略。2020-03-14。

註5-3　黃慕也教授提供，頂級科學家對新冠病毒的認知，2020年3月17日。

註5-4　肖恩・克羅蒂Shane Crotty，先前對SARS-Cov-2的免疫力：已知和未知，自然評論免疫學，Nature, Reviews Immunology, 2020年7月7日，作者更正於2020年8月17日。

註5-5　林以璿，新冠肺炎專訪／臺灣能否守住就看這2週！免疫學權威張南驥回答關鍵3問題 | Heho健康https://heho.com.tw/archives/76461，2020-3-31。

註5-6　潘懷宗，新冠肺炎康復者體內都有抗體嗎？健康遠見，2020-06-02。

註5-7　K Wong, OX Long, H J Deng, J. Ha, et al, *Longitudinal dynamics of the neutralizing antibody response to SARS-CoV-2 infection*，Puldished by Oxford University Press for the Infections Disease Society of America, academic.oup.com., 2020, August 3。

註5-8　潘懷宗，為何新冠肺炎輕症多、重症少？看細胞激素風暴、免疫系統、的三角關係，元氣網，2020-05-07。

註5-9　林秋鋒，監控免疫狀態可視為對抗COVID-19的潛在性策略，台灣研究亮點，trh.gase.most.ntmu.edu.tw, 2020年05月21日。

註5-10　張耕維見解，2020.2.26。

註5-11　英國和美國對抗COVID-19防疫策略的不同？ 2020.3.22。

附表目次

表5-1　中央流行指揮中心國內國外疫情統計快訊（舉隅一）

表5-2　臺灣、全球病例數概況（舉隅二）

表5-3　武漢肺炎臺灣3月19日出入境禁制公告表

表5-4　衛生福利部疾病管制署-具感染風險民眾追蹤管理機制表

附圖目次

圖5-1　一般病毒在身上致病的過程圖

圖5-2　2020臺灣新型冠狀病毒每日變化趨勢圖

圖5-3　陳時中：8種室內公共場所務必戴口罩圖示

第六章

政策執行與後果評估

第一節 防疫大作戰

  1. 武漢包機事件

  2. 入境普篩

  3. 強制檢疫隔離

  4. 居家自主管理

  5. 口罩外交與疫苗外交

第二節 防疫新生活

  1. 紓困方案

  2.「三倍」振興券

第三節 臺灣地區民眾對新冠病毒防疫政策

    認知傾向

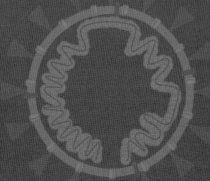

政策執行與後果評估，是本書政策分析架構的重要環節。政策執行分第一節防疫大作戰，針對圍堵新冠病毒傳染擴散的三個主要的措施：1.武漢返台包機事件、2.入境普篩、3.強制檢疫隔離、4.居家自主管理、5.口罩外交與疫苗外交。後疫舒緩期，需要經濟復甦，所以有第二節的防疫新生活，1.紓困方案、2.「三倍」振興券。最後，後果評估即屬於防疫政策反饋，以問卷方式量化質化，因而有第三節臺灣地區民眾對新冠病毒防疫政策認知傾向，以供政府決策參考。

第一節　防疫大作戰

2019新冠病毒疫情持續升溫，從中國、香港、日本、南韓延燒至歐、美各國，諸如義大利、法國、西班牙、美國等國都難逃病毒威脅。防疫如同作戰，除了英國維持「佛系防疫」之外，各國紛紛祭出嚴厲防堵措施，如義大利早進入了封城、鎖國模式，隨後西班牙也宣佈進入緊急狀態、法國則關閉了歐洲邊境……。臺灣在連續數起境外移入病例確診後，3月18日上午，中央疫情指揮中心宣布：2020年3月19日凌晨零時起，臺灣本國籍國人入境一律實施「居家檢疫14天」，非臺灣本國籍者則限制入境，等同進入鎖國模式。

一、武漢返台包機事件

武漢返台包機事件是中國大陸湖北武漢嚴重特殊傳染性肺炎疫情爆發後，於2020年1月23日「封城」，各國陸續專機撤僑後，中國大陸湖北省境內的臺灣籍居民和陸籍配偶返鄉回臺灣的事宜，及所引發的一系列事件。

國民黨七人小組介入後，由湖北省台辦確定乘客名單，以「春節加班包機」名義（臺灣稱為「武漢撤僑包機」）在2月3日完成第一班中國大陸返台包機。3月10日，第二批包機確認成行，然而有部分乘客未報

到登機，另外2人未通過，無法抵台，其餘361名臺灣人分別由中華航空公司與東方航空公司載運回臺灣隔離。

1.兩岸政治爭議

嚴重特殊傳染性肺炎疫情暴發後，臺灣（中華民國）政府試圖以主權國家身份取得參加世界衛生組織的資格，然而此項參與國際組織的要求遭到阻撓。此舉受到中華人民共和國政府激烈反對。2月6日，國台辦負責人發表談話，稱臺灣「利用疫情趁火打劫」，「以疫謀獨」。大陸媒體《新民晚報》在2月中旬的報導中，將本次事件歸為蔡英文政府的「以疫謀獨」。

2.台籍民眾和陸籍配偶的政治定位

中華民國政府在實務上，將陸籍配偶和港澳籍配偶包括在內的「大陸人民」歸於有別於一般外國人的「特別或特殊身份之外籍人士」，配偶及其子女，持有中華民國居留證者，可依法享有本地籍的部分權利，此為身分認證上的爭議（註6-1，維基百科：武漢返台包機事件 zh.wikipedia.org., 2020年1月23日-2020年3月11日）。

3.郵輪防疫處理事件

嚴重特殊傳染性肺炎國際郵輪疫情，是在2020年嚴重特殊傳染性肺炎疫情中，在國際郵輪上爆發的具體情形。此疾病蔓延到了許多郵輪上。各國政府和港口皆採取應變措施，禁止許多郵輪停靠、並建議人們避免搭乘郵輪旅行，許多郵輪公司暫停營運以減緩大流行的蔓延。

鑽石公主號（Diamond Princess）是公主郵輪旗下的一艘郵輪，排水量115,875噸，可載2,670名乘客及1,100名船員。2014年起，船籍為英國。鑽石公主號的疫情發生在2020年2月，截至3月15日，已經有712人確診新型冠狀病毒，平均每5位就有1位確診，陳時中部長上船檢疫無

誤，才接回基隆解決問題（註6-2，維基百科，嚴重特殊傳染性肺炎國際郵輪疫情，covid19.mohw.gov.tw）。

防疫大作戰除了兩岸武漢包機的事件爭議與解決之外，尚有國內檢疫隔離和自主管理，至於國內檢疫，究竟是要全面普篩、還是入境普篩？中央政府和地方政府有不同的意見，世界不少國家如美國、韓國、德國、大陸、香港等全面實行普篩，多少受到WHO的肯定。

二、入境普篩

2019年底中國武漢爆發了新型冠狀肺炎（Coronavirus Disease 2019）疫情後，截至6月下旬，全球確診病例已突破900萬例，死亡人數也超過46萬人，其中以美國最為嚴重。臺灣自從2020年1月21日起第一例台商染疫確診後，至今已累積446確診病例，其中7例死亡。在中央入境普篩與地方全面普篩陷入爭議之前，先談一談新冠病毒檢測方法。

（一）新冠病毒檢測方法

放眼世界各國政府的防疫措施，臺灣政府的即時疫情說明與公開透明報導，獲得了大多數人民的信任，使大家覺得安心。然而愈來愈多的無症狀感染者出現，讓大家擔心未來是否會爆發社區感染，因此，現階段更急需快速及精準的檢驗方法來達到預防與監控新型冠狀肺炎大流行。COVID-19的致病原是冠狀病毒 SARS-CoV-2（Severe AcuteRespiratory Syndrome Coronavirus 2），檢測方式主要分為以下四種方式：

1.病毒培養（Virus culture）：需在 BSL-3 生物安全等級實驗室操作，於 37 ℃ 培養箱進行培養，每日觀察其細胞病變（cytopathic effect），如出現明顯的細胞病變，可將病毒培養液利用病毒核酸檢測確認。

2. 病毒核酸檢測（Nucleic acid test）：偵測受測者體內是否帶有病毒基因片段。檢測陽性代表受測者體內帶病毒基因，可能正受到感染或在發病前後。這個檢測方法的敏感度高，只要體內有少量病毒即可測出。

3. 病毒抗原檢測（Antigen test）：以「合成抗體」偵測體內是否帶有病毒抗原。檢測陽性表示正在感染，但其敏感度比病毒核酸檢測低，少量病毒會有測不到的風險。抗原快速篩檢產品的敏感度及特異性提高，對於國家整體的防疫措施非常有助益，且可加速患者的分流，並緩和擴大檢驗範圍所造成之檢驗負荷。上述三種方式都要用呼吸道的檢體，如喉頭拭子、鼻咽拭子、痰液，且有懷疑時就可檢測。

4. 病毒抗體檢測（Antibody test）：以蛋白重組技術製造病毒抗原，用「合成抗原」偵測受試者血液中是否有針對病毒的抗體。感染後最快約5～7天，才會出現抗體。抗體的檢測方法包括免疫層析法（immunochromatographic assay；ICT）、酵素分析法（enzyme immunoassay；EIA）與西方墨點法（western Blot；WB），準確度也從低到高。每個方法可能因為合成抗原的不同，產生不同的結果；然而，基本上 WB 是一個確認試驗，相對來說是比較準確。目前全球面臨最嚴峻的世紀災難，且已造成大家生活不便，因此抑止 COVID-19 的疫情已是重要的課題。

　　雖然有很多檢測方式可用來監測疫情發展，臺灣現階段仍以病毒核酸檢測作為第一線防疫檢測工具，來圍堵與阻斷境外傳播；其次，如發生疫情快速蔓延，減災須並行時，得加上快速分子診斷和快速抗原檢測，來有效分攤檢測量能，及時隔離疑似病例；最後，當疾病大流行時，就以減災、醫療為主，IgM與IgG抗體快速檢測，有助於感染源的追溯及流行病學的研究（註6-3，何淑媛，超前部署（Preemptive Actions）～淺談新冠病毒的檢驗方法，台大醫電子報，保健園地，檢驗小百科，第176期，2020.07.24:25-26）。

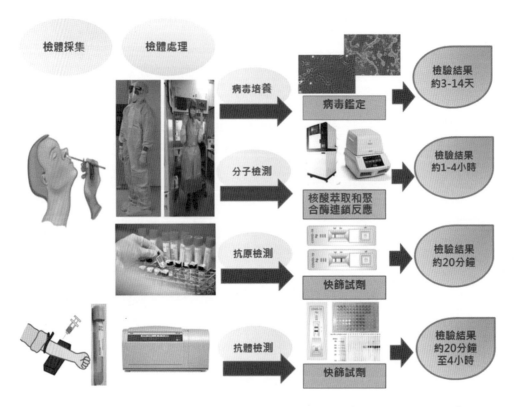

資料來源：何淑媛，超前部署（Preemptive Actions）～淺談新冠病毒的檢驗方法，台大醫電子報，保健園地，檢驗小百科，第176期，2020.07.24:25-26。

圖6-1　新冠病毒肺炎檢測方法圖

　　武漢大規模展開新冠病毒檢測之際，英格蘭衛生當局批准了瑞士羅氏製藥公司（Roche）的新冠病毒血清抗體檢測試劑。羅氏試劑的主要目的是用來查明多少人已經感染過新冠病毒。血清抗體試劑檢測一個人是否感染過某種病毒而因此具有免疫力。英國公共衛生官員表示，獨立評估證實羅氏試劑陽性準確率高達「百分之百」。血清抗體檢測的可靠性一個月前在英國還倍受懷疑。分歧焦點在於體內已有抗體的人是否會二次感染。

英國政府把抗體檢測擺在解除隔離逐步復工的全盤計劃中心位置。除了查明感染病史，提供感染者總數，抗體檢測還可以提供其他重要線索，比如病毒傳播的速度、範圍，以及它的殺傷力和致命程度。迄今為止，英國接受病毒檢測的人數比例很小，還有大量無症狀感染者，人數無法估計。如果已經感染過病毒，就可以出門，可以復工，可以恢復正常的社會生活。這裏一個默認前提是不會第二次感染。

問題是：有了抗體未必自動具有免疫力，更不意味著你攜帶的病毒不會傳染給別人。世界衛生組織在這個問題上態度很明確，不贊成所謂的「免疫護照」（immunity passports）計劃，原因就是這個，沒有足夠證據表明有抗體=免疫/不傳染。

英格蘭公共衛生當局稍早宣佈，羅氏試劑通過公立測試機構評估。如果有感染史，檢測陽性準確率100%。如果沒有感染史，則測試結果準確率是99.8%。也就是說每1000名接受檢測的人，被誤診曾感染過新冠病毒的不到2人。目前鼻咽拭子檢測新冠病毒仍是英國的基本檢測工具，是檢測、追蹤和控制疫情整體計劃中的核心內容。牛津大學藥物學欽定教授約翰·貝爾勳爵（Sir John Bell）在接受BBC採訪時提到主要爭議點：是否能避免二次感染，現在沒有確切答案（註6-4，BBC，肺炎疫情：新冠病毒抗體檢測試劑的爭議焦點，2020.5.15）。

(二) 中央入境普篩與地方全面普篩之爭議

1.行政院衛生福利部入境普篩決策措施

有關新冠病毒篩檢，我國行政院衛生福利部有如下三項決策措施：A、建立全國檢驗網，B、建置社區採檢網絡，精準檢驗策略，C、加速相關檢驗試劑及快篩試劑之研發。

A、建立全國檢驗網：

(1) 為因應未來可能每天會有大量檢體需進行檢驗，指揮中心逐步增加我國整體檢驗量能，並精進通報檢體分派管理及流程。

(2) 目前我國共有69家指定檢驗機構，分布於北(32家)、中(12家)、南(15家)、東(4家)與離島(6家)，我國每日最大檢驗量能已逾8,768件，我國目前係採用靈敏度高的分子檢測，於4至6小時內即可獲得檢驗結果。

B、建置社區採檢網絡，精準檢驗策略：

(1) 擴大檢驗：鼓勵全國區域級以上醫院設置生物安全二級負壓實驗室(BSL-2負壓實驗室)，提供在地化檢驗網絡，提升檢驗時效。

(2) 啟動「加強社區監測方案」：完善社區監測網絡及分級收治，針對高風險對象加強採檢，並採輕、重症患者收治分流。

(3) 建置指定社區採檢院所地圖，以利民眾前往156家指定社區採檢院所接受專業評估及採檢，並指定52家重度收治醫院，在加強社區監測的同時，也避免過度增加醫療院所負擔。

C、加速相關檢驗試劑及快篩試劑之研發：

(1) 由於國內外專家學者均預測COVID-19未來極可能會流感化，指揮中心新增設立研發組，依檢驗、疫苗、藥物、預測模式、技術支援平臺五大方向，進行研發分工與整合，並串聯國內檢體資料庫，提供檢體予全國產學研醫界申請使用，並結合國內生物安全三級實驗室（BSL-3實驗室）之專業能量，提供病毒液測試、仿檢體測試、檢體測試、病毒融斑抑制實驗。除了有助於尋找影響疾病嚴重度因子等防疫研究，以協助對症下藥外，透過抗體濃度演變分析，更有助疫苗研製及發展快篩試劑。

(2) 衛生福利部也規劃製備檢驗用試劑及快篩試劑標準品套組，供業者進行核酸擴增類產品效能評估，希望能協助加速業者產品臨床前期試驗進度，其結果可供做查驗登記評估文件之一。目前已有國產1件（瑞基核酸檢測產品）完成臨床評估驗證後上市，該試劑從採檢到結果出爐為85分鐘，並已完成臨床試驗，檢驗試劑的敏感度與特異性都超過95%，可進入專案製造階段（註6-5，衛生福利部，儲備充足高品質檢驗量能，精準定位可能感染者，2020.5.14）。

2.中央與地方普篩之爭議

3月21日，在中央流行疫情指揮中心記者會中，有記者詢問，在三、四月間對比韓國、德國等地的普篩做法，臺灣應進行大量篩檢，過濾出無症狀感染者，確認沒有社區感染。對此陳時中回應說，普篩可能會讓有些人在做篩檢時因病毒量不足而驗出「偽陰性」，反而導致過幾天病毒量增加以後讓被感染者有誤判情形，進而增加傳播、感染等風險。若民眾有特定風險的情況才做篩檢，也以利後續進行適當的分流和隔離。至於是否入境普篩或全面普篩？中央與地方各有爭議：

A、衛生福利部疾病管制署入境普篩

中央反對COVID-19(武漢肺炎)全面普篩的理由：

(1)社區感染的風險增加

(2)勞民又耗材，成效不符成本，且有副作用。

反對理由是根據英國兩份科學雜誌的報導，英國醫學期刊5月份刊登文章PCR檢測敏感性95%特異性70%；新英格蘭雜誌8月份刊登文章PCR檢測敏感性90%特異度95%（註6-6，陳時中，為什麼我們現在不做全面普篩，衛生福利部疾病管制署，https://www.youtube.com/，2020.8.26）。

Ｂ、台大公衛學者支持普篩的理由

支持普篩的公衛學者指出，關鍵並非找出誰還在「生病」，而是要藉此了解有多少人已經「具備抗體」，人體產生的抗體能持續多久等等。收集這些資訊，下半年若是新冠反撲，臺灣才不會對於敵人一知半解。因此強調做普篩公衛學者有：

(1)目的在抗體而不是找病人。贊成的是前衛生署長楊志良。台大公共衛生學院副院長陳秀熙。

(2)普篩是為了「下一波疫情的防疫」。台大公共衛生院長詹長權，台大醫院急診副教授李建彰強調可以提升篩檢的準確率（註6-7，林以銳，後疫情時代要不要普篩？公衛學者支持的理由跟你想的不一樣，Health and Hope，2020-07-24）。

Ｃ、台大公衛學院與彰化縣政府2020年4月啟動長達16年的「萬人抗體篩檢」

2020年5月，哈佛大學找彰化縣加入「卡介苗對武漢肺炎防護效果」研究計畫；6月臺灣大學公共衛生學院也宣布，要與彰化縣合作萬人新冠肺炎血清抗體檢測，想了解臺灣社區感染程度。

葉彥伯從偏鄉衛生所醫師做起，2004年起接掌彰化縣衛生局，經歷藍、綠4任縣長。這16年宛如一部臺灣公衛發展史，歷經三聚氰胺毒奶粉、塑化劑、頂新混油案與六輕空污案等事件，全都發生在彰化。

葉彥伯也是全台唯一有公衛博士學位的衛生局長，平日還在台大開設「結核病流行病學」，這種臺灣高盛行的傳染病，是他的博士論文主題；而台大公衛學院副院長陳秀熙，正是葉彥伯的碩博士論文指導教授。

　　這對師徒，加上出身彰化永靖的六輕污染權威、台大公衛學院院長詹長權，成為撐起彰化人健康的鐵三角-16年健檢，找出超過1萬個癌病變民眾，省下約5,000萬元未來醫療支出，也提升地方公務員的能力，有十多位衛生局同仁正在台大念公共衛生碩士。

　　彰化縣衛生局團隊怎麼辦到的？第一步，列項目。「地方健檢最困難的，是整合中央政策與地方需求」，第二步，抓資料。健檢前一個月，衛生局會從中央資料庫下載彰化縣民的健康資料，找出符合篩檢資格的民眾。第三步，整合系統。參與縣市健檢多年，陳秀熙認為最大的挑戰在於連結醫療系統。

　　而這項中央、地方、醫界、學界與社區的合作成果，今年還拿下美國公共衛生學院暨學程學會哈里森・C・史賓瑟「傑出社區服務獎」，理由是「使公共服務與永續醫療照顧，能透過各種創新健康宣導與預防服務傳遞到社區」。「我們不是做研究，而是做公衛服務，同時帶一點研究，」詹長權笑著說。原來，真正的公衛實驗室，就在社區（註6-8，王惠美臉書：走進歷史的真相，Cofacts.gov.tw；陳芳毓，天下雜誌專題《連續16年！兩位台大教授與全台最資深衛生局長，如何把彰化「萬人健檢」做到14國來取經？》https://futurecity.cw.com.tw. 2020.6.29）。

　　因此，彰化縣縣政府針對五大高風險群作為血清抗體調查對象：醫療照護防疫人員、確診個案及接觸者、居家關懷者及家屬、長照據點長者及工作人員。彰化衛生局長葉彥伯有4000份樣本，目的在了解社區感染狀況，評估不同暴露條件下的感染風險、提供新冠病毒疫苗和治療的方向。參與的有台大公共衛生學院陳秀熙、詹長權、彰化縣醫師公會會長連哲震、彰化縣衛生局長葉彥伯（註6-9，王芊淩、林以璿，「三位一體」守住臺灣疫情！台大公衛院長詹長權：世界將進入新常態，HEHO健康，2020.8.9）。

D、國民黨擬在執政縣市做入境普篩

　　國民黨擬在執政縣市做入境普篩，國民黨縣市長們，不用客氣了！依法行政，入境普篩，中央不做地方做。媒體報導國民黨正串聯執政14縣市執行武漢肺炎（2019冠狀病毒疾病，COVID-19）入境普篩，但苗栗、台中、宜蘭等多數縣市都持保留態度。新北市長侯友宜說，新北市政府會與中央並肩作戰，他也希望中央正視目前發現的問題，做滾動式修正（註6-10，中央社，國民黨執政縣市聯合普篩？侯友宜：新北與中央並肩作戰，2020年8月22日）。

三、強制檢疫隔離

　　依據傳染病防治法，「強制隔離」為傳染病病人經主管機關通知於指定隔離治療機構施行隔離治療時，應依指示於隔離病房內接受治療，不得任意離開；如有不服指示情形，醫療機構應報請地方主管機關通知警察機關協助處理。

　　主管機關對於前項受隔離治療者，應提供必要之治療並隨時評估；經治療、評估結果，認為無繼續隔離治療必要時，應即解除其隔離治療之處置，並自解除之次日起三日內作成解除隔離治療通知書，送達本人或其家屬，並副知隔離治療機構。之前強制隔離是由醫福會支援，王必勝指出，2020年2月3日半夜飛抵臺灣桃園國際機場的武漢包機，通過檢疫的兩百多名乘客被送往烏來、林口及臺中檢疫所安置隔離14天，三處檢疫所分別由部立臺北醫院、部立桃園醫院和部立臺中醫院規劃，派出醫護人員到現場支援防疫工作。

四、居家自主管理

地方主管機關於前項隔離治療期間超過三十日者，應至遲每隔三十日另請二位以上專科醫師重新鑑定有無繼續隔離治療之必要，否則轉為居家自主管理。

「居家隔離」14天用於與確診病例接觸者，衛生主管機關會開立「居家隔離通知書」，居家隔離期間須待在家中或指定地點不外出，不得搭乘大眾運輸工具，亦不得出境或出國。監測方式由衛生主管機關每天追蹤2次健康狀況以手機電子監控，如民眾於隔離期間出現症狀，將由衛生主管機關安排就醫。若民眾未配合隔離措施，衛生主管機關將依傳染病防治法裁罰，並且於必要時進行強制隔離。

「居家檢疫」14天用於具中港澳旅遊史者，衛生主管機關會開立「旅客入境健康聲明暨居家檢疫通知書」，居家檢疫期間須待在家中或指定地點不外出，不得搭乘大眾運輸工具，亦不得出境或出國。監測方式由里長或里幹事每天撥打電話詢問健康狀況，並且記錄1至2次，以手機電子監控。如民眾於檢疫期間出現症狀，將送至指定醫療機構採檢送驗，同時衛生主管機關會加入主動監測。若民眾未配合檢疫措施，衛生主管機關將依傳染病防治法裁罰，並且於必要時進行強制隔離。

「自主健康管理」用於通報個案經檢驗呈陰性，並符合解除隔離條件者，以及因特殊情形申請赴港澳獲准者。自主健康管理期間請自主避免外出，如不得已外出應全程配戴外科口罩，每日早晚各量1次體溫，如出現不適症狀，請立即撥打防疫專線1922，並依指示就醫（註6-11，自由時報，居家隔離、檢疫與自主管理差別，1張圖弄懂！，2020.2.9）。

　　為了配合政府之強制檢疫隔離、居家自主管理、自主健康管理等政策，中央疫情指揮中心製作，具感染風險民眾追蹤管理機制表，好讓民眾、醫療機構有所遵循。

表6-1　具感染風險民眾追蹤管理機制表

介入措施	居家隔離	居家檢疫	自主健康管理
對象	確定病例之接觸者	對象1:具中港澳旅遊史者 對象2:具南韓旅遊史者	對象1:申請赴港澳獲准者 對象2:通報個案但已檢驗陰性且符合解除隔離條件者 對象3:社區監測通報採檢個案 對象4:自「國際旅遊疫情建議等級」第一級及第二級國家返國者
負責單位	地方衛生主管機關	地方政府民政局/里長或里幹事	衛生主管機關
方式	居家隔離14天 主動監測1天2次	居家檢疫14天 主動監測1天1~2次	自主健康管理14天
配合事項	● 衛生主管機關開立「居家隔離通知書」 ● 衛生主管機關每日追蹤2次健康狀況 ● 隔離期間留在家中(或指定地點)不外出，亦不得出境或出國，不得搭乘大眾運輸工具。 ● **有症狀**者由衛生主管機關安排就醫 ● 如未配合中央流行疫情指揮中心防治措施，將依傳染病防治法裁罰，必要時進行強制安置。	● 主管機關開立「旅客入境健康聲明暨居家檢疫通知書」，配戴口罩返家檢疫。 ● 里長或里幹事進行健康關懷14天，每日撥打電話詢問健康狀況並記錄「健康關懷紀錄表」。 ● 檢疫期間留在家中(或指定地點)不外出，亦不得出境或出國，不得搭乘大眾運輸工具。 ● **有症狀**者將送指定醫療機構採檢送驗，衛生主管機關加入主動監測。 ● 如未配合中央流行疫情指揮中心防治措施，將依傳染病防治法裁罰，必要時進行強制安置。	● **無症狀**者：儘量避免出入公共場所，如需外出應全程配戴外科口罩；勤洗手，落實呼吸道衛生及咳嗽禮節；每日早/晚各量體溫一次。 ● **有發燒或咳嗽、流鼻水等呼吸道症狀、身體不適**者：確實佩戴外科口罩，儘速就醫，就醫時主動告知接觸史、旅遊史及身邊是否有其他人有類似症狀。返家後亦應配戴口罩避免外出，與他人交談時應保持適當距離。 ● **對象3**採檢後返家於接獲檢驗結果前，應留在家中不可外出。
法令依據	傳染病防治法第48條	傳染病防治法第58條	傳染病防治法第36條

資料來源：中央防疫中心疾病管制署，「具感染風險民眾追蹤管理機制」含居家隔離、居家檢疫、自主健康管理，2020.3.19。

　　此外，衛生福利部特別為各級學校、幼兒園、實驗教育機構及團體、補習班、兒童課後照顧中心及托育機構，為因應中國大陸新型冠狀病毒肺炎疫情，開學前後之防護建議及健康管理措施，製作表6-2具感染風險對象健康管理措施，表格橫軸為與確診者接觸、具有湖北省旅遊史、中港澳入境者下分，有發燒或者呼吸道症狀、無症狀，縱軸為對象、管理措施、負責單位、執行方式、配合事項、可否上課有不同的規定，方便學校各單位自我健康管理和檢查。

表6-2　具感染風險對象管理措施表

對象	確診病例接觸者	具湖北省旅遊史入境者	中港澳入境者	
			有發燒或呼吸道症狀	無症狀
管理措施	居家隔離	居家檢疫	健康追蹤	自我健康觀察
負責單位	地方衛生主管機關	地方政府民政局/里長或里幹事	地方衛生主管機關	旅客自主管理/民政局監督
執行方式	1. 衛生機關開立「居家隔離通知書」，居家隔離14天。 2. 地方衛生單位防疫人員每日主動追蹤健康情形。	1. 機場檢疫人員開立「居家檢疫通知書」，居家檢疫14天。 2. 里長或里幹事每日撥打電話追蹤關懷。	1. 檢疫人員開立「健康關懷通知書」、「入境健康異常旅客配合衛生措施及健康管理敬告單」。 2. 地方衛生單位防疫人員進行健康追蹤14天。	航空公司提供「防範新型冠狀病毒肺炎旅客入境健康聲明卡」，主動申報，簽名具結。
配合事項	1. 留在家中（或衛生主管機關指定範圍內），禁止外出，亦不得出境或出國。 2. 居家隔離期間如未配合通知書相關規範，將依傳染病防治法進行強制安置。	1. 留在家中（或衛生主管機關指定範圍內），禁止外出，亦不得出境或出國。 2. 居家檢疫期間如未配合通知書相關規範，將依傳染病防治法進行強制安置。	1. 健康追蹤或自我健康觀察期間應盡量避免外出，如需外出應全程配戴外科口罩；落實呼吸道衛生及咳嗽禮節；每日早/晚各量體溫一次。 2. 如有發燒或呼吸道症狀，均請主動與縣市衛生局聯繫或撥打1922	
可否上課/班	不可上課/班	不可上課/班	如無任何症狀可照常上課/班，但必須全程配戴口罩。	

資料來源：衛生福利部，各級學校、幼兒園、實驗教育機構及團體、補習班、兒童課後照顧中心及托育機構，因應中國大陸新型冠狀病毒肺炎疫情開學前後之防護建議及健康管理措施，www.mohw.gov.tw。

五、口罩外交與疫苗外交

2020年4月1日起，中華民國分四波口罩援外計畫，第一波宣布臺灣將捐贈1000萬片口罩支援疫情嚴重國家的醫療人員。具體為200萬片醫療口罩捐給美國，700萬片給歐洲（歐盟560萬），100萬片捐給中華民國的邦交國。

2020年4月7日，中華民國外交部表示，臺灣將向新南向政策涵蓋的國家以及非亞太地區的國家新加坡、馬來西亞、緬甸、菲律賓、印尼、越南及印度等國捐贈超過100萬片的口罩。啟動第二波國際人道援助行

動，將捐出共約600萬片醫療級口罩給北歐、中歐、和東歐地區的歐盟會員國、美國疫情較嚴峻的州、拉丁美洲和加勒比海地區國家。

2020年5月5日，外交部啟動第三波國際人道援助行動，將捐出共計約707萬片醫療口罩援助美國、歐盟會員國、友邦、新南向國家、非洲、中東地區和敘利亞等國家，其中包括國人響應「護臺灣助世界」活動而捐出的393萬片口罩。

2020年5月18日，規劃第四波援外物資，預計將援贈約2350萬片外科口罩、116萬片N95口罩、17萬件防護衣、60萬件隔離衣、80台呼吸器、34台PCR快篩檢測儀，以及50萬片奎寧等，總計援贈外科口罩數量達到5000萬片以上（註6-12，維基百科，臺灣口罩外交，zh.wikipedia.org.tw）。

行政院新冠病毒防疫政策，對內規定國人務必戴口罩，對外則從2020年4月1日開始推動「口罩外交」已如上述。中國大陸推動的是「疫苗外交」，2020.9.12「紐約時報」報導，拉丁美洲與加勒比海國家可獲貸款購買中國的疫苗，孟加拉也將獲得中國一間公司免費提供的10萬劑疫苗。在美中競逐影響力的菲律賓，總統杜特蒂（Rodrigo Duterte）7月時告訴國會議員，他已向中國領導人習近平求援疫苗（註6-13，中央社，研發處於領先群，中國開始推動疫苗外交，2020.9.12）。

此外，中央社日內瓦18日綜合外電報導，世界衛生組織（WHO）致函各國，呼籲儘快加入全球疫苗共享計畫（COVAX），並說明2019冠狀病毒疾病（COVID-19）疫苗優先施打的對象（註6-14，沈昀榕、陳怡君，世衛致函各國籲儘快加入全球疫苗共享計畫，中央社，2020年8月19日）。

陳時中2020年9月12日表示，近期將與武漢肺炎疫苗全球取得共享機制（COVAX）簽約，確保臺灣能分配到一定量的疫苗。而國內疫苗研發的進度，目前國內共有5個單位研發武漢肺炎疫苗，其中3家已獲准進行第一期人體臨床試驗，後續值得期待（註6-15，The New Lens關鍵

評論，全球爭搶疫苗，陳時中：臺灣將與COVAX簽約，確保分配到一定的疫苗採購，2020/09/12）。

第二節　防疫新生活

在疫情這段期間，坊間和筆者日常生活經常實踐的有：保持適當社交距離、落實個人衛生防護、出入各類場所不分室內外，皆要量體溫，隨時保持手部清潔，業者也應於入口及場所內提供乾（濕）洗手用品或設備、出入實名（聯）制業者可採取實名（聯）制登記，確實執行人流管制及環境的清消。

衛生福利部在2020年4月30日呼籲防疫樂活新態度，指揮中心啟動「防疫新生活運動」，請多多響應。在第一線防疫、醫護人員及全民的團結努力下，國內COVID-19（武漢肺炎）疫情趨於平穩，為了兼顧防疫與民眾的生活品質，中央流行疫情指揮中心表示，近期將推行防疫樂活新態度，從戶外活動及餐飲兩個面向，鼓勵民眾力行「防疫新生活運動」，落實防疫之餘，也能放鬆享受生活。

觀賞戶外型態的音樂會、藝文表演及體育賽事，或從事踏青、運動、旅遊等有益身心健康的活動。此外，民眾外出至餐廳或攤販用餐時，可挑選有適當用餐距離、隔板，提供套餐的店家享受美食。

除了4月29日制定COVID-19疫情期間民眾假期生活防疫指引（註6-16，衛生福利部，防疫樂活新態度，中央流行疫情指揮中心啟動「防疫新生活運動」，請多多響應，2020.4.29），衛生福利部疾病管制署1922防疫達人於5月17日開始推動各行各業一起來、防疫新生活運動（註6-17，疾病管制署，各行各業一起來、防疫新生活運動，1922防疫達人，2020.5.17），圖6-2簡易卡由中央流行疫情指揮中心製作如下：

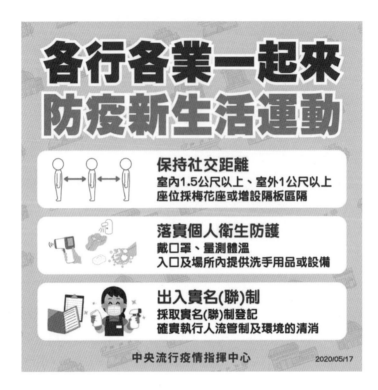

資料來源：疾病管制署，各行各業一起來、防疫新生活運動，1922防疫達
　　　　　人，2020.5.17。

圖6-2　各行各業一起來，防疫新生活運動圖

　　除了防疫新生活之外，有關於經濟紓困和復甦，由以下紓困方案和
「三倍」振興券加以呈現。

一、紓困方案

　　因應「COVID-19」（武漢肺炎）疫情，我國在2020年1月20日成立
中央流行疫情指揮中心，快速整備各項防疫應變措施，防止疫情擴散。

隨著疫情嚴峻衝擊到許多產業、事業，政府即以「防疫、紓困、振興」3大步驟因應，於防疫上從境外防疫，延伸至社區防堵及減災，另針對受疫情衝擊的產業與事業亦以不分產業，秉持「雨露均霑、立竿見影、固本強身、加速公建」4大原則提出紓困方案，並於2月25日公布《嚴重特殊傳染性肺炎防治及紓困振興特別條例》（下稱特別條例），作為防疫及籌措資金的法源基礎。行政院依特別條例編列預算首波600億元，其後因全球疫情加劇，同年4月21日修正特別條例，將特別預算再擴充1,500億元。從顧家庭、護弱勢到挺企業和顧產業，涵蓋個人稅務、家庭支出到產業紓困、減稅等。

重點產業紓困及振興方案：

(一)內需型產業包含藝文活動

於疫情穩定後，推動抵用券、三倍券、藝FUN券、動滋券、農遊券、浪漫客莊旅遊券等各項振興輔導措施，以復甦內需型產業買氣，尤其針對百貨賣場、零售、餐飲、商圈、夜市、傳統市場、會展等產業，透過政府提供優惠措施，鼓勵民眾消費；另外以舉辦大型展銷活動等作法，並加碼洽邀國際買主來臺灣觀展採購，刺激買氣增進消費，協助復甦轉型升級。

(二)製造業

1.調機制

由經濟部產業競爭力發展中心連結產業公協會、縣市政府，整合政府相關協助資源，擔任單一窗口服務平臺，主動關懷產業需求，並簡化急切原物料進口之文書作業程序，提升通關效率；另將受武漢肺炎影響企業，納入擴大臺商回臺投資之對象，同時因應回臺投資及新南向產業布局需求增加，強化與新南向國家合作媒合，加速產業移轉布局。

2.再加碼

除提供利息補貼，協助業者渡過資金難關，並提供企業即時性技術輔導，協助業者解決迫切技術瓶頸，同時補助傳統產業、中堅企業及中小企業創新研發，引導留用研發人員，以強化研發固本、深化研發能量；另針對受影響之員工，開設升級轉型專班，提升職能、穩定就業，並強化市場拓銷，加深我國產業國際能見度。

(三)農業

提供優惠利率貸款，以及針對農糧業貸款、漁業貸款、畜牧業貸款、休閒農業貸款、青年從農創業貸款等貸款戶，提供一年利息補貼；照顧弱勢農漁民，發放農漁民生活補貼，協助經營困難農漁業者，補貼薪資或營運支出等資金；加大國內外多元行銷力道，加碼海外行銷獎勵，積極拓展及分散外銷市場，與電商合作拉動農產品網購銷售，加強國內多元行銷；輔導生產結構調整，滾動維持產銷秩序；提升休閒農業場域品質，振興農業旅遊產業，發送農遊券，並搭配三倍券同步啟用，鼓勵民眾至農業旅遊場域消費。協助農漁民及農漁業者渡過難關，將產業衝擊降至最低，並持續掌握市場行情變動、落實調配供應，確保農漁畜產品與重要資材供應無虞，讓國人能購買到充足且優質安全的農產品。

(四)交通運輸及觀光業

1.交通運輸業

紓困對象包括陸運、海運及空運之相關行業，「補貼營業車輛汽車燃料使用費」、「補貼營業車輛使用牌照稅」、「補貼計程車客運業之營業車輛油資」、「營業車輛融資貸款利息補貼」、「公路運輸業從業人員短期專業職能培訓」、「運輸從業人員薪資補貼」、「國道客運路線營運費用補貼」、「減免承租臺鐵場站營業業者租金」、補貼「民

用航空運輸業、普通航空業、機廠商業服務設施業者、地勤業及空廚業之降落費、房屋土地使用費、飛機修護棚廠使用費、維護機庫使用費、權利金及機坪使用費」、「民用航空運輸業及普通航空業之停留費」、「民航訓練機構降落費、房屋及土地使用費」、「航空器維修廠房屋及土地使用費」、「桃園、臺北、臺中、高雄國際航廈商業服務設施業者及空廚業之從業人員薪資」、「桃園、臺北、臺中、高雄國際 航廈商業服務設施業之公共服務設施費用」、「桃園、臺北、臺中、高雄國際航廈駐站業者水電費」、「桃園國際機場商業服務設施業者營運資金」、「小三通及兩岸客運航線停航期間維持基本費用及國際郵輪在臺代理、票務場站租金」、「國際商港港區承租業者之土地租金」、「陸路運輸業、海運業及航空業者購置防疫用品所需經費」及「辦理自機場載送應居家檢疫及居家隔離對象之交通運輸費用」等，並對民用航空運輸業、空廚業、地勤業及航運業者提撥專款作為貸款信用保證與提供貸款利息補貼。

2.觀光產業

　　紓困方案包括「旅行業接待大陸旅行團提前離境等補助」、「旅行業停止出入團之補助」、「入境旅行社紓困」、「促進旅行業(含導遊領隊)、旅宿業、觀光遊樂業發展－人才培訓」、「協助旅行業、旅宿業及觀光遊樂業融資周轉貸款協助及利息補貼」及「補貼觀光旅館及旅館必要營運負擔」、「觀光產業營運及員工薪資補貼」及「觀光遊樂業團體訂單取消補貼」；振興復甦方案包括：「安心旅遊國旅補助計畫」、「提升旅宿溫泉品牌與行銷」、「因應疫情過後針對目標市場加強國際行銷」、「獎助地方政府與觀光公(協)會等提出深化臺灣觀光品質並結合各區域在地旅遊資源及特色之國際化旅遊產品(觀光圈)」、「國際旅客入境旅遊市場獎勵措施」、「旅宿業品質提升」、「觀光遊樂業優質化計畫」及「觀光數位轉型計畫」（註6-18，行政院新聞傳播處，因應武漢肺炎衝擊共通性及各產業紓困振興措施，2020.8.28）。

(五)銀行對個人貸款紓困措施

1.延緩還貸（自109年2月1日至7月31日實施）

信用卡帳單應付帳款得申請緩繳3至6個月，緩繳期間免收違約金及循環利息。其他個人貸款的本金或利息得申請展延3至6個月，展延期間免收違約金及遲延利息。上述緩繳及展延期間不影響信用紀錄。辦理情形：至本年5月7日，已對2萬912戶個人貸款金額共約1,104億元之民眾，及1萬3,557戶信用卡持卡人提供協助。

2.降息措施

所有銀行配合對中央銀行降息1碼（0.25%）充分反映，對於1千萬元以下房貸，公股銀行是全部降息2碼（0.5%），期間自本年4月1日至9月30日。信用卡、信貸及車貸等消費性貸款，於各銀行歸戶後1千萬元以內部分，共減3碼（0.75%），期間自本年4月1日至9月30日。

(六)勞工就業協助措施

1.減班休息勞工

推動「充電再出發訓練計畫」，依參訓時數補助訓練津貼，每月最高1萬8,960元，已有2,532人申請。辦理「安心就業計畫」，依減班休息前後薪資差額，補貼50%，最高1萬1千元，已有3,087人申請。辦理「安心即時上工計畫」，由政府提供計時工作每月最高可領1萬2,640元，提供超過1萬8千個工作機會，受理民眾申請登記2萬8,119人次（含放寬資格後再次申請人數），上工人數7,571人。

2.失業勞工

針對非自願離職勞工提供失業給付，按平均月投保薪資60%發給，有扶養眷屬者可加發最多20%，為期6-9個月。至本年5月7日止，核付件

數（含初次認定及再次認定）提供非自願離職者免費的職業訓練，並發給職訓生活津貼。補助失業勞工子女高中職就學費用最高6千元、大專校院最高2萬4千元，自本年4月15日至5月31日受理申請。

3.基層勞工

提供自營作業者及無一定雇主之勞工生活補貼，以「弱勢優先，排富，不重複領取」原則，每月補助1萬元，計3個月，1次發給3萬元，至本年5月8日止，累計核撥103萬9,103人、金額311億7,309萬元。對於無一定雇主及自營視障按摩師提供每月1萬5千元補貼，1次發給3個月，共計4萬5千元。

開辦「勞工紓困貸款」，自109年4月30日起受理申請，協調銀行提供500億元自有資金，信保基金提供10成信用保證，勞工每人最高可貸款10萬元，貸款期間3年，年利率最高為1.845%，由政府補貼利息1年，共提供50萬個貸款名額，以紓解勞工生活困難，至本年5月8日止，已受理申請35萬3,797件，核准9萬8,181件，撥款1萬7,850件。

(七) 財政協助措施

1.稅務協助

108年度所得稅結算申報及繳納期間，由109年5月1日至6月1日，展延至6月30日。另108年度綜合所得稅結算申報第1批退稅案件，提前1個月於109年6月30日退稅。

覈實調減查定課徵營業人查定銷售額及營業稅額，最低可免繳稅，至本年3月31日已調減48萬2千個商家，本年第1季（5月1日至10日開徵）共調減營業稅逾1億9千萬元。另車輛停止使用期間免徵使用牌照稅，至本年5月4日共辦理免徵車輛5萬985輛，稅額逾4億3千萬元；因疫情領取相關政府津貼、補助、獎勵及補償、免納所得稅。

2.免繳所得稅

　　納稅義務人於《嚴重特殊傳染性肺炎防治及紓困振興特別條例》施行期間（109年1月15日至110年6月30日），因受疫情影響致無法於規定繳納期間內繳清稅捐者，申請延期或分期繳稅之案件，不受應納稅額金額多寡限制，延期期限最長1年，分期最長可達3年（36期），至本年5月4日已受理申請延期繳納2,182件，應納稅額2億7,653萬元；分期繳納1,132件，應納稅額逾2億5,999萬元，合計3,314件，應納稅額逾5億3,652萬元。公股銀行協助受影響之個人即時取得資金，至本年5月8日，公股銀行自辦方案個人戶部分，受理申請5,273戶逾501億9,911萬元，核准4,939戶465億6,163萬元；信用卡緩繳核准1,047件（註6-19，行政院新聞傳播處，因應武漢肺炎衝擊，個人紓困措施，2020-08-18）。

二、「三倍」振興券

　　行政院規畫做為後疫情時期刺激消費之用的「酷碰券」，現在確定更名為「振興券」，並拍板將於7月起搭配暑假期間開始實施，祭出總金額至少超過200億元的方案，遠高於原先的111億元，希望有效達到振興經濟的效果（卡優，酷碰券確定叫振興券，總額200億元7月發放）。

　　振興三倍券，通稱三倍券，是中華民國政府在2020年因應嚴重特殊傳染性肺炎疫情造成的經濟衰弱，為了振興經濟而發行的消費專用券。

　　該措施係自2020年7月15日起，提供每一位申請的中華民國國民及其有居留權的配偶，發放等值新臺幣3,000元的消費專用券，紙本券面額有200元與500元兩種，5張200元與4張500元。

　　三倍券以兩種方式提供給民眾，分別為實體紙本三倍券與數位三倍券，民眾只能選擇其中一種，且支付1000元預購費後就不能更改。紙本

券是先以1000元支付預購後，來兌換領取；數位券是以信用卡、電子票證與行動支付三種方式先消費滿3000元才能取得回饋2000元。三倍券的使用期限到2020年12月31日，營業店家的兌現期限到2021年3月31日（註6-20，維基百科，行政院振興三倍券，3000.gov.tw）。

振興三倍券自十五日上路後，不少民眾馬上花用，更在社群網站展示「成果」，民眾拿三倍券大多用來買家電、3C用品，更有人說，「聰明的消費者」當然要等到三倍券優惠後，再購買觀望已久的商品。但學者表示，購買這些本來就會買的用品，其實都算「替代性消費」，恐怕讓政策訴求的「振興」、「增加消費」、「乘數效應」效果大打折扣。

民眾大多使用三倍券為日常生活埋單，恐怕失去原本想要的政策效果，對於是否要鼓勵民眾多多進行「新增消費」，經濟部官員認為，各業者自然會使出渾身解數，政府部門不應該干擾市場；且三倍券目的就是讓民眾好領、好用，不會特別宣導要民眾用來特定消費（註6-21，經濟日報，民眾大多使用三倍券為日常生活埋單，振興效果大打折扣）。

第三節　臺灣地區民眾對新冠病毒防疫政策認知傾向

臺灣地區民眾對新冠病毒防疫政策認知傾向，係依據研究分析架構，以及本書章節安排，從決策者或決策機構、決策環境、決策目標、政策產出、政策執行，截至目前為止需要再進一步做政策的後果評估。作者嘗試擬定一份問卷，政策面有11項：1.防疫政策、2.新冠病毒、3.強制隔離、4.自主管理、5.疫情指揮中心、6.1922防疫專線、7.口罩實名制、8.申請政府紓困、9.力行防疫新生活、10.「三倍」振興券、11.入境普篩。至於認知方向和強度，細分為四項，非常知道、知道、不知道、非常不知道。

　　施測時間和地點如下：第一次2020年8月31日（星期一），早上台北市西門町、中午館前路麥當勞、新光三越，下午台北火車站大廳和微風廣場，總共回收20份。第二次2020年9月5日（星期六），上午國立政治大學校園、中午木柵動物園前面廣場和捷運站出入口，下午忠孝東路SOGO新舊百貨公司，總共回收30份。第三次時間2020年9月6日（星期日），國父紀念館一整天，分館內和館外來自全國各地黨代表施測，總共回收50份，三次下來樣本數100份。

　　根據面訪回收的份數做簡單的統計分析，由於時間、精力有限，沒有多餘的預算進行更精緻全面的電話訪問、書面郵寄和網路問卷。疏漏之處在所難免。研究結果和心得如能有助於政府決策、學界參考，和全民防疫工作，乃為大幸也。試著將訪問結果，做如下量化分析與質化分析。

一、量化分析

(一)問卷量化結果分析

表6-3　臺灣地區受訪民眾對新冠病毒防疫政策認知傾向

政策＼認知	非常知道	知道	不知道	非常不知道
防疫政策	15	81	4	0
新冠病毒	16	83	2	0
強制隔離	16	78	4	0
自主管理	21	75	4	0
疫情指揮中心	12	82	5	0
1922防疫專線	11	63	25	1

政策＼認知	非常知道	知道	不知道	非常不知道
口罩實名制	20	67	4	0
申請政府紓困	6	71	28	0
力行防疫新生活	13	69	17	0
三倍「振興券」	24	74	2	0
入境普篩	9	69	22	0

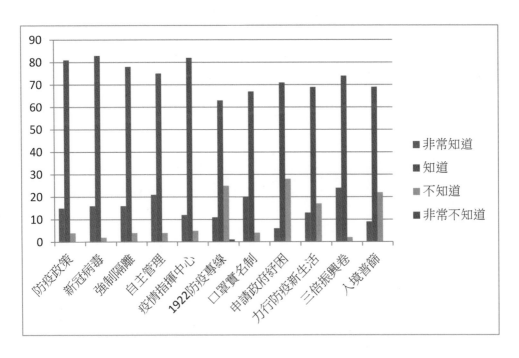

圖6-3　臺灣地區受訪民眾對新冠病毒防疫政策認知傾向梯圖

從上述表6-3、圖6-3資料顯示，獲得以下幾點啟示：

第一、臺灣地區受訪民眾對於新冠病毒防疫政策的認知，知道的比不知道的多很多，且相當懸殊，知道的兩位數字，不知道的絕大多數是個位數字，非常不知道的只有一位，其他都是零位。這種現象顯示，媒體發揮很大的功效，一百多台電視頻道，半年來每天24小時播放，報章雜誌、網路媒體無遠弗屆。國內外疫情此起彼落，熱線追蹤我國、世界各國防疫工作，使肆虐全球新冠病毒無以遁形。

第二，從圖6-3柱狀圖顯示，知道的部分超過百分之80的有三，防疫政策、新冠病毒、疫情指揮中心，這三樣都是中央層級，地方民眾能夠知道高層的決策確實不容易，特別是新冠病毒不斷在突變，全球醫護人員和專家學者都無法掌控，按道理是所知有限，臺灣地區民眾對這三樣高比例地認識，均屬粗淺的看法。

第三，表6-3最多為非常知道是三倍振興券、口罩實名制、和自主管理。這三樣都是操作型，普及到每一個地方與每一個角落，每一個老百姓實際參與且簡單易行，因此深入了解箇中的來龍去脈。

第四，不知道與非常不知道的項目有1922防疫專線、申請政府紓困、入境普篩。因為不需要、不常使用，且申請不易，很少人知道。

(二)受訪民眾基本資料分析

表6-4　受訪民眾基本資料表

年齡	孩童	青少年	中年人	退休人士	
受訪人數	0	34	48	18	
性別	男	女			
受訪人數	68	32			
教育程度	小學	初中	高中	大學	研究所
受訪人數	4	2	13	54	28
地區	北部	中部	南部	東部	
受訪人數	63	17	12	3	

　　依據表6-4受訪民眾人數分別從年齡層、性別、教育程度、居住地區等四個層面切入，得到圖表如下：

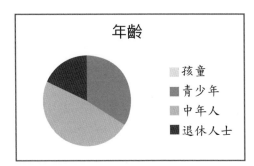

圖6-4說明：受訪民眾最多依次是中年人、青少年、退休人士，孩童幾乎沒有，可見受訪的都是社會菁英占三分之二，其意見具有代表性。

圖6-4　受訪民眾年齡層

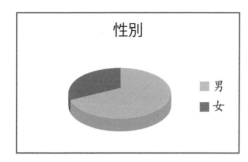

圖6-5說明：受訪民眾男性占大多數，男性多於女性，男性占百分之68。一般來說女性樂於參加公共事務，除了當志工之外，又是家庭打理內外的主力，沒有受訪到，真是可惜。

圖6-5　受訪民眾性別

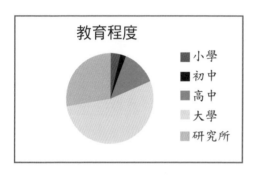

圖6-6說明：受訪民眾教育程度依序為大學、研究所、高中、小學、初中。大學占54%一半以上，其次是研究所占28%，初中最少占2%，小學4%。因此受高等教育占82%占五分之四。這是臺灣教育改革之後的普遍現象。

圖6-6　受訪民眾教育程度

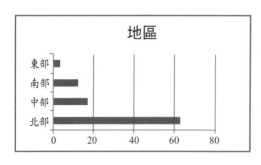

圖6-7說明：受訪民眾居住北部的為最大宗，占63%一半以上，最少是東部占3%，中南部占29%。由於出入境均在桃園機場、松山機場，基隆港等地，受疫情衝擊主要是北部地區。它們受訪的意見很受重視。

圖6-7　受訪民眾居住地區

　　臺灣地區受訪民眾對新冠病毒防疫政策認知傾向，由上述問卷的結果顯示，知道和非常知道幾乎占三分之二強，認知傾向偏向正面。此為國家防疫政策執行的社會資產。此種社會資產和受訪民眾年齡傾向青少年、中年人的社會菁英、大學與研究所教育程度，居住北部地區，以及男性占多數的比例有關。

二、質化分析

　　受訪者來自全國各個地方，筆者進一步細分有來自大台北地區，例如：台北市的信義、大安、中山、文山、內湖、士林，以及新北市的板橋、三重、永和、中和、新莊、汐止、新店、土城、淡水、金山、鶯歌、五股等行政區。北部有桃園(7人)、新竹(8人)、宜蘭(4人)、基隆(7人)等地。中部有苗栗(4人)、台中(9人)、彰化(5人)。南部有嘉義(2人)、台南(4人)永康、麻豆、安平，高雄市(3人)。東部只有3個受訪者，大多來自花蓮。目前還沒有受訪的有雲林、南投、屏東、台東等縣市。

　　面對來自四面八方我國仁人志士和各地同胞，談起半年來席捲全球的新冠狀病毒，不勝唏噓！各個無不咬緊牙根配合中央和地方政府的防疫政策。除了量化分析之外，有必要做質化分析，即深度訪問，因為對十一個防疫政策有高度的認知，按道理應該知道如何配合執行，至於做到什麼程度？面訪的時候隨即追問請教，以下整理受訪者回答的補充說明。

1. 口罩實名制是最受民眾歡迎且最了解的一項政策。很多人都是自己排隊，或者是沒有排過隊直接上網登錄，或者口罩是家人代為排隊購買。一般人是根據一周需要多少的口罩才買多少，買一次就夠幾個月用，但是也有排隊排了很多次，更換很勤的狀況。

　　有人從疫情爆發到今日，就排隊了4~5次，每次一個半小時，也有排十次。有人網路預購，直接到超商領取，30口罩，共450元，有花一萬元的。有些人直接公司或者學校團購口罩，以我們家的情形為例，從來沒有買過口罩，去年爆發疫情之前，就有一大盒口罩，或者選舉的時候陸續收到候選人送口罩當文宣品。當我問到買到混充大陸口罩會不會退貨時，絕大多數的人說會退。有一位建議為了便民，政府應該統一由鄰里長將口罩發放到各里民的家中，我深感同意，因為目前很多公共場所都需要戴口罩。

2. 政府紓困案有分為企業、產業紓困案與個人紓困案，而且申請條件複雜，還有需要行政審查。有些人知道，但是不去申請，因為就其經濟條件沒有申請的必要；也有申請政府紓困但是沒有批准。

3. 「三倍」振興券為最受歡迎的政策，絕大多數都有領，但是有人認為要先花1000元才能拿到3000元的振興券很不爽有欺騙嫌疑，拒絕領取。有人認為金額上有問題，且不便民，有些人認為會掏空國庫。回答有領取的受訪者中，將振興券花在購買日常用品、家電、電腦耗材，以及繳納學費，和拿著振興券湊合著購買一隻上萬元的吉他。

4. 目前比較爭議的政策是入境普篩，大多數的受訪者支持普篩，支持51人，反對17人。反對的人的意見大多是沒有必要或者花太多國庫的錢，支持方認為可以具體了解新冠病毒的傳播情況，以便擬定接下來的策略。

5. 針對其他問題如：疫情指揮中心，這是附屬在行政院衛生福利部疾病管制署，為了因應新冠肺炎而臨時設立的機構。許多受訪民眾大致可以說出目前的防疫中心指揮官為陳時中，更有些受訪者可以說出其他疫情流行指揮中心的成員。這代表很多受訪民眾都有準時收看每天下午兩點的疫情指揮中心的記者會。

6. 關於1922防疫專線，絕大多數都認為沒有必要、沒打過這支電話，且不知道「1922」代表什麼意思，其為「英九餓餓」的諧音，方便記憶。唯一打過的一位是問「老年人感冒」的問題，有關肺炎鏈球菌13價疫苗是什麼意思？

7. 如何分辨強制隔離與自主管理，受訪者都能講出相同的需十四天，防疫旅館費用有公費及自費，知道哪些是公費與自費，受訪者有來自政大馬來西亞的外籍生，他們的同學都知道要隔離、自主管理。苗栗受訪的里長幾個月下來都不斷的跟里幹事通知或追蹤確診者、確診的里民向區公所及衛生局通報。

　　對於研究者而言，問卷調查通常拒訪率會很高。某些店家也會不讓研究者去他們的店裡做問卷調查。例如：2020年8月31日星期一早上，在館前路麥當勞做問卷，被客人投訴，就有店家經理過來說他們的店是不能做問卷，因為影響到其他人。我還在用餐他們叫警察過來，直接把我抬出店外。捷運忠孝復興站，突然冒出一位穿制服的女主管大聲嚇阻我們，說捷運輸運旅客不能執行問卷調查，還有星期假日在國父紀念館，拒訪的遊客很多，早上才做一份問卷，頂著大太陽又累又沮喪。

　　有關臺灣地區民眾對政府政策執行，不論在防疫大作戰、防疫新生活方面面均感受極深，從問卷題目、施測結果所做的量化、質化分析，在他們對新冠病毒防疫政策認知傾向，凸顯了上下一條心，全民防疫，方可渡過疫情肆虐的難關。

附註

註6-1　維基百科：武漢返台包機事件，zh.wikipedia.org., 2020年1月23日-2020年3月11日。

註6-2　維基百科，嚴重特殊傳染性肺炎國際郵輪疫情，covid19.mohw.gov.tw。

註6-3　何淑媛，超前部署（Preemptive Actions）～淺談新冠病毒的檢驗方法，台大醫電子報，保健園地，檢驗小百科，第176期，2020.07.24:25-26。

註6-4　ＢＢＣ，肺炎疫情：新冠病毒抗體檢測試劑的爭議焦點，2020.5.15。

註6-5　衛生福利部，儲備充足高品質檢驗量能，精準定位可能感染者，2020.5.14。

註6-6　陳時中，為什麼我們現在不做全面普篩，衛生福利部疾病管制署，https://www.youtube.com，2020.8.26。

註6-7　林以璿，後疫情時代要不要普篩?公衛學者支持的理由跟你想的不一樣，Health and Hope 健康雜誌，2020-07-24。

註6-8　王惠美臉書：走進歷史的真相，Cofacts.g0v.tw；陳芳毓；《連續16年！兩位台大教授與全台最資深衛生局長，如何把彰化「萬人健檢做到14國來台取經？」，https://futurecity.cw.com.tw, corn.tw, 2020.6.29》。

註6-9　王芊淩、林以璿，「三位一體」守住臺灣疫情！台大公衛院長詹長權：世界將進入新常態， HEHO健康，heho.com.tw，2020.8.9。

註6-10 中央社，國民黨執政縣市聯合普篩？侯友宜：新北與中央並肩作戰，2020年8月22日。

註6-11 自由時報，居家隔離、檢疫與自主管理差別1張圖弄懂！，2020.2.9。

註6-12 維基百科，臺灣口罩外交，zh.wikipedia.org.tw。

註6-13 中央社，研發處於領先群，中國開始推動疫苗外交，2020.9.12。

註6-14 沈畇榕、陳怡君，世衛致函各國 籲盡快加入全球疫苗共享計畫，中央社，2020年8月19日。

註6-15 The New Lens 關鍵評論， 全球爭搶疫苗，陳時中：臺灣將與COVAX 簽約，確保分配到一定的疫苗採購。2020/09/12。

註6-16 衛生福利部，防疫樂活新態度，指揮中心啟動「防疫新生活運動」，請多多響應，2020.4.29。

註6-17 疾病管制署，各行各業一起來、防疫新生活運動，1922防疫達人，2020.5.17。

註6-18 行政院新聞傳播處，因應武漢肺炎衝擊，各產業紓困振興措施，2020.8.28。

註6-19 行政院新聞傳播處，因應武漢肺炎衝擊，個人紓困措施，2020-08-18。

註6-20 維基百科，行政院振興三倍券，3000.gov.tw。

註6-21 經濟日報，民眾大多使用三倍券為日常生活埋單，振興效果大打折扣。

附表目次

表6-1　具感染風險民眾追蹤管理機制表

表6-2　具感染風險對象管理措施表

表6-3　臺灣地區受訪民眾對新冠病毒防疫政策認知傾向

表6-4　受訪民眾基本資料表

附圖目次

圖6-1　新冠病毒肺炎檢測方法圖

圖6-2　各行各業一起來，防疫新生活運動圖

圖6-3　臺灣地區受訪民眾對新冠病毒防疫政策認知傾向梯圖呈現

圖6-4　受訪民眾年齡層

圖6-5　受訪民眾性別

圖6-6　受訪民眾教育程度

圖6-7　受訪民眾居住地區

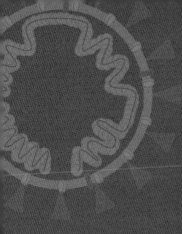

第七章

我國新冠病毒防疫政策之研究

結論

參考文獻
附件一　傳染病指定應變醫院及支援合作
　　　　醫院名單
附件二　傳染病隔離醫院及應變醫院名單
附件三　臺灣地區民眾對新冠病毒防疫政
　　　　策問卷調查表

我國新冠病毒防疫政策之研究，經過第一章導論研究動機、研究範圍與目的、名詞界定、研究方法、研究架構，以及第二章理論基礎與探討，耙梳出我國新冠病毒防疫政策架構模式，在第三章決策者與結策機構，認清行政院衛生福利部疾病管制署、中央疫情指揮中心、聯合國世界衛生組織的重要性，和它們所扮演的角色，為了要制定正確的防疫政策，必須認清第四章決策環境之下國際環境，如大陸武漢爆發新冠病毒、英美與其他各國之疫情擴散、國際使用科技來控制疫情的差異性，以及國內環境之臺灣醫療抗SARS經驗、國內完整的全民健保制度、具備口罩的防疫戰備物資。

然後依照第五章的政策目標與政策產出，遵循新冠病毒圍堵法、新冠病毒免疫法、得出以圍堵法為主免疫法為輔的防疫政策，進一步第六章政策執行與後果評估，開始了防疫大作戰之武漢包機事件、入境普篩、強制檢疫隔離、居家自主管理、口罩外交與疫苗外交，以及推行防疫新生活之紓困方案、「三倍」振興券，最後以問卷的方式，施測臺灣地區民眾對防疫政策認知傾向，將量化和質化分析的結果，提供政府防疫政策的參考。總體剖析，得到以下幾點結論：

第一、防疫政策超前部屬之成功，需要的是多一點專業，少一點政治

肆虐全球將近一年的新冠病毒，防疫至今，聯合國世界衛生組織正式宣布，截至目前為止Covid-19受到控制，取得初步績效是在亞洲的中國、日本、韓國、香港、中華民國、東南亞各國。相形之下，歐美國家瞠乎其後，從數據顯示2020年10月26日，新增確診人數、死亡人數的十大國家依序為美國、巴西、印度、俄羅斯、法國、阿根廷、西班牙、哥倫比亞、墨西哥、祕魯、英國等。

究其原因，西方文化、傳統思維，認知上空有專業知識，卻無法遵守醫學控制新冠病毒的規定，以致病毒不斷地擴散繁衍。再加上政治不斷的紛擾，美國大選年川普、拜登爭奪總統寶座，無所不用其極，內

政外交全面失控，種族暴動頻傳，全面圍剿中國崛起，怪罪中國武漢病毒，甚至退出聯合國世界衛生組織，與基本人權委員會之專門機構。英國退出歐盟，紛紛擾擾，也是權力政治僵持不下的結果。

我國防疫政策向來有口皆碑，2020年10月26日數據告訴我們，全球確診人數43,018,213人，死亡人數1,153,964人中，遙遙領先的美國確診人數8,636,168人，死亡人數225,230，而中華民國臺灣確診人數548人，死亡人數7人。防疫有功主要在於超前部屬，重視專業，少碰政治，由行政院衛生福利部部長陳時中掌舵，擔任中央流行疫情指揮中心總指揮官。總統、行政院長完全授權，不像其他國家每次由總統國家元首出面，美國川普總統總是站在第一線，把佛奇晾在旁邊，經常以政治代替專業，外行領導內行，難怪疫情逐漸惡化，英國首相強森亦然。

第二、此次新冠病毒的進化、演化，著實驗證「侏儸紀公園」（Jurassic park）生物科技的不按牌理出牌，以及彰顯自然界、生物界所楬櫫的混沌理論（Chaos theory）

Covid-19從SARS、MERS不斷地進化、演化，SARS為冠狀病毒1、MERS為冠狀病毒2、新冠病毒Covid-19為冠狀病毒3，猶如電腦、手機、網路之進化。從2G、3G一直到4G、5G。湯瑪斯‧佛里曼「世界是平的：21世紀簡史」（Thomas L. Friedman, The World is Flat: a Brief History of the Twenty-First Century, New York: Farar, Straus and Giroux：2005），這本書提出由國家推動的全球化1.0，由企業界推動的全球化2.0，現在已經進化到全球化3.0，個人與群體加入全球競逐，世代的轉動更加快速，微生物，分子生物學也跟著在自然界、生物界跟著團團轉。

這種快速團轉、跳通的情形，正猶如侏儸紀公園失控的世界一樣，到最後一場空。侏儸紀公園是由Michael Crichton著作出版，他是美國哈佛大學醫學院高材生，1988年被麻省理工學院禮聘為客座作家。書中提到動物界、生物界進化、演化都不按牌理出牌，全書列舉遺傳密碼、

DNA序列，都依照線性、非線性，規則與不規則的方式進行。尤其是數學家以各種曲線，告知世人萬事萬物絕大多數出現所謂的非線性、不規則的演化，作者將這種現象稱為混沌理論。

生物科學家有能力，從絕種恐龍化石中，擷取基因，創造各式各樣的恐龍，並且以電腦控制恐龍的性別為男性，使之不能生育下一代，但是「生命會找出路」它們在外自我繁殖，然後大肆反撲，告訴所有科學家們：人類無法扮演上帝創造生命的角色。病毒從SARS、MERS進化到Covid-19橫掃全球，是不是也意味著這種警訊。

第三、新冠病毒防疫政策，儼然已成為國家治理的新典範

典範轉移（Paradigm Shift），又稱範式轉移或思角轉向，這個名詞最早出現於美國科學史及科學哲學家湯瑪斯・孔恩Thomas Kuhn的代表作之一《科學革命的結構》（The Structure of Scientific Revolution）。這個名詞用來描述在科學範疇裡，一種在基本理論上從根本假設的改變。這種改變，後來亦應用於各種其他學科方面的巨大轉變。

自然科學革命帶動社會科學跟著革命，典範的轉移和新典範的出現，與時俱進，國內社會、國際社會，乃至於世界文明的衝突，無日無之。在重建國內秩序與世界秩序的同時，無不在思考研究典範的改變，以前理想學派研究的是國家的歷史、典章制度、法治規範，後來現實學派或者是所謂的科學派，研究的是人類的行為，也叫行為學派，創造了「權力」的新典範，凡是一個人或一個國家要求別人或別的國家，去做他們不願意做的事情，就是權力和影響力。

一、二次世界大戰之後，民主政治普及於大半個地球，國家政策的制定勢必要接受民意的洗禮，因此，「政策」又成為國家治理的新典範。為了要解決新冠病毒入侵，照顧平民百姓的健康與福祉，政府代表國家應用各式各樣的決策理論，動員專家學者、各行各業菁英，制訂防

疫政策，投下多少時間、心力、物力、財力、人力，執行防疫政策，以杜絕前所未見病毒之肆虐。

第四、我國新冠病毒防疫政策之研究，仍力有未逮之處

新冠病毒之研究，按道理是臨床醫學、預防醫學、基礎醫學、生物化學、生物技術學、病理學、藥理學、微生物免疫學、傳染病學、流行病學、公共衛生學等等的學科和領域。只因為加上防疫政策之制定，乃斗膽從社會科學的角度切入，恐怕在研究、分析、立論上掛一漏萬。如何整合雙方面之研究，乃刻不容緩。

在做實證研究的過程當中，問卷的擬定、受訪者的選擇或隨機，獨缺新冠病毒確診者、強制檢測隔離者、死亡家屬的名單，無法問出問題核心。再加上取樣不足只有一百份，不足以代表多數人，無法達到統計學上所要求的效度、信度。當然拒訪率高也是一大挫折，只有靠面訪、深度訪問作質化分析，以補量化之不足。

在防疫新生活方面，所做的紓困方案、「三倍」振興券之訪問調查，只針對一般人，沒有擴大到企業界之補助，特別是對交通部主管的航空、交通運輸、旅遊界之導遊領隊、旅館業、飯店、各大餐廳受災情形之補助和補救措施，凡是屬於經濟層面的都愛莫能助。

參考文獻

中文部分

文川、田繼東、謝敏、徐軍美，武漢方艙醫院防控冠狀病毒的意義和臨床體會，中國當代兒科雜誌，2020 May 15; 22(5): 409-413.。

王家瑜，新冠疫情升溫？陳時中：8種室內公共場所務必戴口罩，健康2.0，2020.8.5。

王惠美臉書：走進歷史的真相，Cofacts.g0v.tw。

王芊淩、林以璿，「三位一體」守住台灣疫情！台大公衛院長詹長權：世界將進入新常態，Heho健康，Cofacts.gov.tw，2020.8.9。

朱冠諭，潘懷宗暗指武漢肺炎源自「美國」？王定宇批：很夭壽！恐為台灣帶來困擾，風傳媒，2020.3.30。

安德烈，新冠病毒國際調查正式啟動，Rfi，2020.9.4。

何淑媛，超前部署（Preemptive Actions）～淺談新冠病毒的檢驗方法，台大醫院電子報，檢驗小百科，第176期，2020.07.24:25-26。

沈昀榕、陳怡君，世衛致函各國，籲儘快加入全球疫苗共享計畫，中央社，2020年8月19日。

肖恩‧克羅蒂（Shane Crotty），先前對SARS-CoV-2的免疫力：已知和未知，自然評論免疫學Nature Reviews Immunology，2020年7月7日，作者更正於2020年8月17日。

林以璿，後疫情時代要不要普篩？公衛學者支持的理由跟你想的不一樣，Health and Hope, 2020.07.24。

林以璿，新冠肺炎專訪／臺灣能否守住就看這2週！免疫學權威張南驥回答關鍵3問題 | Heho健康，2020-03-31。

林秋鋒，監控免疫狀態可視為對抗COVID-19的潛在性策略，台灣研究亮點，trh.gase.most.ntnu.edu.tw，2020年05月21日。

林宜敬，瘟疫、科技與民主自由，立場新聞，2020.3.28.。

杰里米‧布朗博士，致命流感：百年治療史，中國社會科學文獻出版社，2020.03.01。

易君博，「政治學中的決策研究法」，憲政思潮，第五期（民國58年），頁25。

祝潤霖，航向被新冠病毒重塑的世界，麻省理工科技評論，2020.4.18，台灣醒報。

施信如、郭瑞琳，當冠狀病毒遇上人類-從特性與歷史說起，科學月刊，2020.4.1。

倪楚嬌，評析杰里米・布朗新書《致命流感：百年治療史》中國翻譯版，2020.3。

徐孟蘭、蕭鈺燁，經濟部徵用25廠商，拚日產千萬片口罩，華視新聞，2020.2.3。

陳偉婷、張雄風，指揮中心升級，陳時中：因應國際疫情超前整備，中央社CNA,www.cna.com.tw › news › ahel，2020.2.27。

陳芳毓，連續16年！兩位台大教授與全台最資深衛生局長，如何把彰化「萬人健檢」做到14國來取經？，未來城市Futurecity@天下，天下雜誌，2020.6.29。

姜詠諺、陳潔，方艙醫院，是拯救武漢肺炎患者的「諾亞方舟」嗎？報導者The Reporter, 2020.2.12。

陳潔，【肺炎疫情關鍵問答】科學解惑：10個「為什麼」，看懂COVID-19病毒特性與防疫策略，報導者，2020.3.4。

陳時中，為什麼我們現在不做全面普篩，衛生福利部疾病管制署，https://www.youtube.com/watch?v=9nRvPu5Y6ac，2020.8.26。

梁瑞芳、陳彩惠、徐永年、范姜宇龍、鄭明德，傳染病防治醫療網應變醫院之COVID-19感染管制作為：以北區為例，醫學與健康期刊，第9卷，第1期，2020年3月2日接受，p.139。

張志康，疫情升溫，八大場合強制戴口罩，https://tw.news.yahoo.com,2020-8-6。

張雨亭編譯，還不能摘口罩！研究：新冠病毒突變，傳染力高9倍，2020/07/03。

張家嘯，酷碰券確定叫振興券，總額200億元7月發放，卡優，2020.5.20。

張藏能、侯勝茂，新型冠狀病毒肺炎（COVID-19）與SARS經驗回顧，臺灣醫界Taiwan Medical Journal，2020,Vol63, No.4, p.10-20

黃有容，民眾大多使用三倍券為日常生活埋單 振興效果大打折扣，聯合報，2020.7.20。

黃慕也教授提供，頂級科學家對新冠病毒的認知，3月17日。

潘懷宗，接受康復者血漿治療的新冠重症患者有高兩倍的存活率，https://discovery.ettoday.net/news/1747435?redirect=1，2020年06月30日。

潘懷宗，新冠肺炎康復者體內都有抗體嗎？，遠見雜誌，2020年6月2日。

潘懷宗，卡介苗可以對抗新冠病毒嗎？ ETtoday探索，新聞雲，https://discovery.ettoday.net/news/1718733，2020年5月20日。

潘懷宗，大量血管阻塞-白人新冠肺炎死亡原因之一，健康遠見，https://health.gvm.com.tw/article/72475，2020-05-12。

潘懷宗，為何新冠肺炎輕症多、重症少？看細胞激素風暴、免疫系統、病毒的三 角關係，元氣網，2020-05-07。

潘懷宗，「嗅味覺喪失」是新冠肺炎患者大腦被感染的警訊，健康遠見，2020年4月21日。https://health.gvm.com.tw/article/72276。

潘懷宗，注射間質幹細胞真的可以治療新冠肺炎嗎？ETtoday探索，新聞雲。https://discovery.ettoday.net/news/1702795，2020年04月29日。

潘懷宗，得新冠肺炎會不會死，免疫力決定！具體5招提升你的免疫力，元氣網 ， 2020-03-17。

潘懷宗，2019新型冠狀病毒肺炎到底有沒有藥醫？元氣網，2020-02-04。

潘懷宗，在家煮飯該用什麼油？為何專家不推薦黃豆油？元氣網，2020-04-14。

潘懷宗，新冠肺炎康復者體內都有抗體嗎？【專家觀點】，健康遠見，2020-06-02。

譚德塞，肺炎疫情：世衛警告勿將疫苗視為新冠抗疫「殺手鐧」，BBC.com, 2020-8-4。

羅真，有過抗SARS經驗，葉金川「我較怕新冠病毒」，聯合報，health.udn.com，2020-02-25。

BBC，肺炎疫情：新冠病毒抗體檢測試劑的爭議焦點，2020.5.15。

The New Lens關鍵評論， 全球爭搶疫苗，陳時中：臺灣將與COVAX簽約，確保分配到一定 的疫苗採購，2020/09/12。

中央社，英國「佛系防疫」背後的大膽策略：讓6成人口染病以達「群體免疫」！Alive with Covid-19，英國 Covid-19防疫新策略，2020.3.14。

中央社，生活防疫研議6/7鬆綁，疫情記者會不再每天辦，2020.5.26。

中央社，研發處於領先群，中國開始推動疫苗外交，2020.9.12。

中央社，國民黨執政縣市聯合普篩？侯友宜：新北與中央並肩作戰，2020年8月22日。

口罩實名制- 維基百科，zh.wikipedia.org › zh-tw › 口罩實名制。

中央防疫中心疾病管制署 ，「具感染風險民眾追蹤管理機制」（含居家隔離、居家檢疫、自主健康管理），2020.3.19。

中東呼吸綜合症-維基百科，zh.wikipedia.org，衛生福利部，因應南韓MERS-CoV疫情，疾管署與中國大陸、香港及南韓保持密切聯繫掌握疫情，2015.5.28。

中廣新聞網，N95口罩臺灣人發明的，蔡秉燚研發「口罩之心」守護10億人健康，2020.4.6。

方艙醫院- 百度百科，baike. baidu.com.item。

方艙醫院- 維基百科，Wikipediazh.wikipedia.org。

外交部彙整，臺灣完善的健保體系及抗煞經驗，www.mofa.gov.tw，2020.5.20。

未來城市 Future city@天下，天下雜誌，futurecity.com.tw，2020.6.24。

司法法制委員會，審查「衛生福利部疾管局、食管局、健保局、國健局、中醫藥、社會及家庭署組織法草案」等案。

世界衛生組織-中華民國外交部，www.mofa.gov.tw，2020.8.14。

世界衛生組織-維基百科，zh.wikipedia.org › zh-tw ›世界衛生組織。

世界衛生組織。2019冠狀病毒病（COVID-19）與流感的相似點和不同之處，www.who.int，2020.3.17。

行政院新聞傳播處，因應武漢肺炎衝擊，各產業紓困振興措施， 2020.8.28。

行政院新聞傳播處，因應武漢肺炎衝擊，個人紓困措施，2020-08-18。

自由時報，居家隔離、檢疫與自主管理差別，1張圖弄懂！，2020.2.9。

欣傳媒，武漢肺炎各國入境規定懶人包（3/18更新），2020.3.18。

風傳媒，疫情記者會不再每日召開，衛福部推「防疫關鍵決策網」，2020.6.7。

香港經濟日報，[美國疫情]美國進入緊急狀態，斯塔福德法是什麼？HKET，inews-hket.com, 2020.3.14。

經濟日報，民眾大多使用三倍券日為日常生活埋單，振興效果大打折扣。

國家實驗研究院，科技政策研究與資訊研究中心，PRIDE指標資料庫。https://
　　　pride.stpi.narl.org.tw/index/graph-world/detail/，CNN全球報導。

維基百科，世衛高層迴避臺灣問題，2020.4.8。

維基百科，行政院振興三倍券，3000.gov.tw。

維基百科，瘟疫 zh.wikipedia.org。

維基百科，嚴重急性呼吸道症候群，SARS肺炎- Wikipediazh. wikipedia.org。

維基百科，國家衛生指揮中心中央流行疫情指揮中心，wikipedia.org。

維基百科，世衛安德烈，新冠病毒國際調查正式啟動，Rfi, 2020.9.4。

維基百科，台灣口罩外交，zh-wikipedia.org.tw。

維基百科，台灣即時新冠肺炎疫情，news.google.com., JHU CSSE Covid-19
　　　Data, 2020.9.19。

維基百科，嚴重特殊傳染性肺炎國際郵輪疫情，covid-19.mohw.gov.tw 。

維基百科，2019冠狀病毒疫情世界衛生組織相關爭議，www.wikipedia.org.。

維基百科，2019冠狀病毒中國大陸疫區封鎖措施，2020.1.23。

維基百科，武漢返台包機事件，zh.wikipedia.org., 2020年1月23日-2020年3月
　　　11日。

衛生福利部 臺灣公共衛生新里程碑，立法院三讀通過「#公共衛生師法」？

衛生福利部，口罩實名制1.0、2.0、3.0超級比一比，維基百科，www.mohw.gov.
　　　tw，2020.4.30。

衛生福利部，中央流行疫情指揮中心提升為一級開設，衛福部陳時中部長擔任
　　　指揮官，2020.2.27。

衛生福利部，儲備充足高品質檢驗量能，精準定位可能感染者，2020.5.14。

衛生福利部，因應MERS-CoV疫情，衛福部部長蔣丙煌視察應變醫院演習，
　　　2015.6.3。

衛生福利部疾病管制署，宣導，www.cdc.gov.tw,Aowocacy. Subindex, 2020.1.22。

衛生福利部，中央疫情指揮中心，臺灣嚴重特殊傳染性肺炎（COVID-19）防
　　　疫，covid19.mohw.gov.tw。

衛生福利部，COVID-19常見問題，疾病管制署宣導專區- www.mohw.gov.tw。

衛生福利部，各級學校、幼兒園、實驗教育機構及團體、補習班、兒童課後照
　　　顧中心及托育機構，因應中國大陸新型冠狀病毒肺炎疫情開學前後之
　　　防護建議及健康管理措施...www.mohw.gov.tw。

衛生福利部疾病管制署，嚴重特殊傳染性肺炎，台灣每日變化趨勢，統計資料，www.cdc.gov.tw, Subindex。

衛生福利部疾病管制署，www.wikiwand.com › zh-hk，2020年7月23日。

衛生福利部疾病管制署，葉署長抗SARS經驗領軍，傳染病防治醫療網誓師成立，www.cdc.gov.tw，2009.2.11。

衛生福利部疾病管制署，各行各業一起來、防疫新生活運動、1922防疫達人，2020.5.17。

衛生福利部，嘉義醫院COVID-19（嚴重特殊傳染性肺炎）專區，2020.7.8。

衛福編編報報，MOHW of Taiwan, Covid-19，2020.05.15。

獨家報導，8種室內公共場所務必戴口罩，以避免感染疫情，2020.8.7。

蘋果新聞網，[黑心口罩]國家隊爆第2家「中國製假冒MIT」產出990萬片，豪品公布3款產品可退貨，2020.9.10。

嚴重特殊傳染性肺炎- 維基百科，Wikipediazh.wikipedia.org › zh-tw › 2019冠狀病毒病。

嚴重特殊傳染性肺炎美國疫情- 維基百科，www.wikipedia.org., 2020.7.15。

嚴重特殊傳染性肺炎英國疫情-維基百科，zh.wikipedia.org, 2020.4.12。

江霈柔，探討SARS與MERS疫情發展及危機管理：以台、港、韓為例。國立中正大學，戰略暨國際事務研究所，108，2019。

許明記，臺灣COVID-19疫情下口罩需求預測分析模型，國立中正大學企業管理研究所，108，2019。

胡嘉真，影響採用口罩地圖平台來預防臺灣新冠肺炎疫情的因素，國立中正大學，企業管理學系行銷管理研究所，108，2019。

楊子瑤，旅遊動機、知覺風險、目的地意象與旅遊經驗對旅遊意願之影響－以韓國MERS為例。國立成功大學，交通管理科學系，108，2019。

陳麗淑，後SARS時期社區民眾對SARS疾病認知、態度、行為及其相關因素之探討-以嘉義縣為例，高雄醫學大學 公共衛生學研究所碩士班，2019。

Duygu Evren，媒體危機事件扮演之角色: 以臺灣印刷媒體在SARS危機為例，國立政治大學 亞太研究英語碩士學位學程（IMAS），102，2013。

台灣公共衛生學會等五個團體，2020年公共衛生聯合會，五大主題論文，2020年10月17日。

英文部分

Acemoglu, Daron, and James Robinson, *Why Nations Fail: The Origins of Power, Prosperity, and Poverty*, Crown Business, 2012.3.20。

Baig, Abdul Mannan, Areeba Khaleeq: Evidence of the COVID-19 Virus Targeting the CNS: Tissue Distribution, Host–Virus Interaction, and Proposed Neurotropic Mechanisms. *ACS Chem Neurosci.* 2020 Apr 1; 11(7): 995–998.

Becker, Richard C. Toward understanding the 2019 Coronavirus and its impact on the heart. *J Thromb Thrombolysis.* 2020 Apr 15; *Technology reviews* 2020 May placebo-controlled, phase 2 trial, Lancet. 2020 August 15, cytokine storm. *EBio Medicine.* 2020 May; 55 volume 396, issue 10249, P479-488

Berendsen, Mike L.T. BCG Vaccination Induces Trained Innate Immunity in Adults Over 50 Years of Age: A Randomized Trial in Guinea-Bissau. *Cell Reports Medicine.*, 2020. Jun 18.

Brown, Jeremy, *Influenza: The Hundred-Year Hunt to Cure the Deadliest Disease in History*, Atria Books, 2018.12.18.

Chakraborty, Rohan, Suhel Parvez. COVID-19: An overview of the current pharmacological interventions, vaccines, and clinical trials. *Biochem Pharmacol.* 2020 Jul 30 : 114184. doi: 10.1016/j.bcp.2020.114184.

Crichton, Michael, *Jurassic Park*, Ballantine books, New York, 1990.11.20.

Deol, Poonamjot, Elena Kozlova. Dysregulation of Hypothalamic Gene Expression and the Oxytocinergic System by Soybean Oil Diets in Male Mice. *Endocrinology.* 2020 Feb; 161(2): bqz044.

Deol, Poonamjot, Matt Valdez. SUN-101 Dysregulation of Hypothalamic Gene Expression by Soybean Oil Diets in Mice. *Journal of the Endocrire Society.* 2019 Apr 15; 3(Suppl 1): SUN-101. Published online 2019 Apr 30. Doi.

Dorward, Jienchi and Kome Gbinigie. *Lopinavir/ritonavir: A rapid review of effectiveness in COVID-19.* April 14, 2020. https://www.cebm.net/covid-19/lopinavir-ritonavir-a-rapid-review-of-the-evidence-for-effectiveness-in-treating-covid/

Friedman, Thomas L, *The World is Flat: a Brief History of the Twenty-First Century*, New York: Farar, Straus and Giroux, 2005.

Golchin, Ali, Ehsan Seyedjafari, Abdolreza Ardeshirylajimi, Mesenchymal Stem Cell Therapy for COVID-19: Present or Future. *Stem Cell Reviews and Reports.* 2020 Apr 13 : 1–7. doi: 10.1007/s12015-020-09973-w.

Grifoni, Alba,1 Daniela Weiskopf. Targets of T Cell Responses to SARS-CoV-2 Coronavirus in Humans with COVID-19 Disease and Unexposed Individuals. *Cell.* 2020 Jun 25; 181(7): 1489–1501.e15.

Grifoni et al.,. (2020) Targets of T Cell Responses to SARS-CoV-2 Coronavirus in Humans with COVID-19 Disease and Unexposed Individuals., *Cell Press,* 181, 1489–1501, June 25, 2020.

Gursel, Mayda, Ihsan Gursel. Is global BCG vaccination-induced trained immunity relevant to the progression of SARS-CoV-2 pandemic? *Allergy.* 2020 Apr 27 : 10.1111/all.14345. doi: 10.1111/all.14345.

Kuhn, Thomas S., Hacking, Ian (INT). *The Structure of Scientific Revolutions.* University of Chicago Press.2012.4.30.

Kuppalli, Krutika, Angela L. Rasmussen. A glimpse into the eye of the COVID-19 cytokine storm. *EBioMedicine.* 2020 May; 55:

Leng, Zikuan, Rongjia Zhu, Transplantation of ACE2- Mesenchymal Stem Cells Improves the Outcome of Patients with COVID-19 Pneumonia. *Aging and Disease.* 2020 Apr; 11(2): 216–228.

Li, Yan-Chao, Wan-Zhu Bai, Tsutomu Hashikawa. The neuroinvasive potential of SARS-CoV2 may play a role in the respiratory failure of COVID-19 patients. *J Med Virol.* 2020 Mar 11.

Long, Wang, K., Q. X., Deng, H. J., Hu, J.,et al. (2020). Longitudinal dynamics of the neutralizing antibody response to SARS-CoV-2 infection. Clinical Infectious Diseases. of a recombinant adenovirus type-5 vectored COVID-19 vaccine:

MIT editor, The Cornovirus Issue: Navigating a world reshaped by covid-19, *MIT Technology Reviews.*, 2020 May.

Pal, Amit, Anil Pawar, Kalyan Goswami, Praveen Sharma, Rajendra Prasad. Hydroxychloroquine and Covid-19: A Cellular and Molecular Biology Based Update. *Indian J Clin Biochem.* 2020 Jul; 35(3): 274–284

Pramuk, Jacob. House passes coronavirus relief bill, sending it to.

Qin et al., Aging of immune system: Immune signature from peripheral blood lymphocyte subsets in 1068 healthy adults, *Aging and Disease.*, 2016(8): 848-859.

Rao, H.C. Yashavantha, Chelliah Jayabaskaran. The emergence of a novel coronavirus (SARS-CoV-2) disease and their neuroinvasive propensity may affect in COVID-19 patients. *Journal of Medical Virology,* 2020. Apr. 29.

Sala, Giovanni, Rik Chakraborti, Atsuhiko Ota, Tsuyoshi Miyakawa. *Vaccination policy and tuberculosis burden with incidence and mortality of COVID-19,* Association of Bacillus Calmette-Guerin vaceine.

Sardu, Celestino, Jessica Gambardella. Hypertension, Thrombosis, Kidney Failure, and Diabetes: Is COVID-19 an Endothelial Disease? A Comprehensive Evaluation of Clinical and Basic Evidence. *J Clin Med.* 2020 May; 9(5).

Snyder, Richard C. , H.W. Bruck and B. Sapin ,(eds.), *Foreign Policy Decision-making : An Approach to the Study of International Politics,* New York: Free Press of Glencoe, 1963, p.90.

V.O.Key.Jr., *Public Opinion and American Democracy*, New York: Alferd A. Knopf, 1961.

Wang, Yeming, Dingyu Zhang. Remdesivir in adults with severe COVID-19: a randomised, double-blind, placebo-controlled, multicentre trial. *Lancet.* 2020 16-22 May; 395(10236): 1569–1578.

Williams, Ruth, *Discovered: Metabolic Mechanism of Cytokine Storms.* Apr 15, 2020 https://www.the-scientist.com/news-opinion/discovered-metabolic-mechanism-of-cytokine-storms--67424.

Zhu, Feng-Cai, Yu-Hua Li. Safety, tolerability, and immunogenicity of a recombinant adenevirus type-5 vectored covid-19 vaccine: a dose-escalation, open-label, non-randomised, first-in-human trial, *Lancet*, 2020 Jun 3, 395(10240): 1845-1854。

Zhu, Feng-Cai, Immunogenicity and safety of a recombinant trial adenovirus type-5-vectored COVID-19 vaccine in healthy adults aged 18 years or older: a randomised, double-blind Placebo-controlled, phase 2 trial, *Lancet.* 2020 August 15; 396(10249):479-488.

附件一 傳染病指定應變醫院及支援合作醫院名單

區域名稱	縣市別	醫院名稱	支援合作醫院	應變醫院家數
臺北區	臺北市	臺北市立聯合醫院和平院區	國立臺灣大學附設醫院	6
	基隆市	衛生署基隆醫院		
	臺北縣	臺北縣立醫院三重院區	三軍總醫院	
	連江縣	連江縣立醫院		
	宜蘭縣	國立陽明大學附設醫院	台北榮民總醫院	
	金門縣	行政院衛生署金門醫院		
北區	桃園縣	行政院衛生署桃園醫院新屋分院	衛生署桃園醫院	4
	新竹市	行政院衛生署新竹醫院	財團法人長庚紀念醫院林口分院	
	新竹縣	行政院衛生署竹東醫院		
	苗栗縣	行政院衛生署苗栗醫院	新竹馬偕醫院	
中區	臺中市	行政院衛生署台中醫院	中國醫藥大學附設醫院	4
	臺中縣	行政院衛生署豐原醫院	台中榮民總醫院	
	彰化縣	行政院衛生署彰化醫院	彰化基督教醫院	
	南投縣	行政院衛生署南投醫院	中山醫學大學附設醫院	
南區	雲林縣	國立臺灣大學醫學院附設醫院雲林分院	國立成功大學醫學院附設醫院	5
	嘉義市	行政院衛生署嘉義醫院	嘉義基督教醫院	
	嘉義縣	財團法人長庚紀念醫院嘉義分院	財團法人奇美醫院	

區域名稱	縣市別	醫院名稱	支援合作醫院	應變醫院家數
南區	臺南市	行政院衛生署台南醫院	國立成功大學醫學院附設醫院	
	臺南縣	行政院衛生署新營醫院北門分院	財團法人奇美醫院	
高屏區	高雄市	高雄市立民生醫院	高雄醫學大學附設中和紀念醫院	4
	高雄縣	行政院衛生署旗山醫院	長庚紀念醫院高雄分院	
	屏東縣	行政院衛生署屏東醫院	屏東基督教醫院	
	澎湖縣	三軍總醫院澎湖分院	高雄榮民醫院	
東區	花蓮縣	行政院衛生署花蓮醫院	慈濟醫學中心	2
	臺東縣	行政院衛生署臺東醫院	財團法人馬偕醫院台東分院	
總　計				25

附件二　傳染病指定隔離醫院及應變醫院名單

有效期間：中華民國109年1月1日至111年12月31日
※中華民國109年2月21日至111年12月31日
★中華民國109年4月21日至111年12月31日
§中華民國109年6月24日至111年12月31日

醫療網區	縣市	醫院名稱	指定類別
臺北區	臺北市	臺北市立聯合醫院和平婦幼院區 10065臺北市中華路2段33號	網區/縣市 指定應變醫院
		國立台灣大學醫學院附設醫院 10002臺北市中正區中山南路7號	隔離醫院
		長庚醫療財團法人台北長庚紀念醫院 10507臺北市松山區敦化北路199號	
		國泰醫療財團法人國泰綜合醫院 10630台北市仁愛路4段280號	
		臺北市立聯合醫院仁愛院區 10629臺北市大安區仁愛路4段10號	
		臺北市立聯合醫院中興院區 10341臺北市大同區鄭州路145號	
		臺北市立聯合醫院陽明院區 11146臺北市士林區雨聲街105號	
		臺北市立萬芳醫院(委託財團法人臺北醫學大學辦理) 11696台北市文山區興隆路3段111號	
		臺北醫學大學附設醫院 11031臺北市信義區吳興街252號	
		振興醫療財團法人振興醫院 11220臺北市北投區振興街45號	
		新光醫療財團法人新光吳火獅紀念醫院 111台北市士林區文昌路95號	
		基督復臨安息日會醫療財團法人臺安醫院 10556臺北市八德路2段424號	

醫療網區	縣市	醫院名稱	指定類別
臺北區	臺北市	三軍總醫院附設民眾診療服務處 11490台北市內湖區成功路二段325號	隔離醫院
		台灣基督長老教會馬偕醫療財團法人馬偕紀念醫院 10449台北市中山區中山北路2段92號	
		臺北榮民總醫院 11217台北市北投區石牌路2段201號	
	新北市	新北市立聯合醫院 24141新北市三重區新北大道1段3號	縣市 指定應變醫院
		醫療財團法人徐元智先生醫藥基金會 亞東紀念醫院 220 新北市板橋區南雅南路 2 段 21 號	隔離醫院
		台灣基督長老教會馬偕醫療財團法人淡水馬偕 紀念醫院 251 新北市淡水區民生路 45 號	
		天主教耕莘醫療財團法人耕莘醫院 23148 新北市新店區中正路 362 號	
		衛生福利部臺北醫院 24213 新北市新莊區思源路 127 號	
		行天宮醫療志業醫療財團法人恩主公醫院 23702 新北市三峽區復興路 399 號	
		佛教慈濟醫療財團法人台北慈濟醫院 23142 新北市新店區建國路 289 號	
		國泰醫療財團法人汐止國泰綜合醫院 22174 新北市汐止區建成路 59 巷 2 號	
		衛生福利部雙和醫院(委託臺北醫學大學興建經營) 235 新北市中和區中正路 291 號	
		國立臺灣大學醫學院附設醫院金山分院 20844 新北市金山區五湖里 11 鄰玉爐路 7 號	

醫療網區	縣市	醫院名稱	指定類別
臺北區	基隆市	衛生福利部基隆醫院 20147 基隆市信義區信二路 268 號	縣市 指定應變醫院
		長庚醫療財團法人基隆長庚紀念醫院 20401 基隆市麥金路 222 號	隔離醫院
	宜蘭縣	國立陽明大學附設醫院 260 宜蘭縣宜蘭市新民路 152 號	縣市 指定應變醫院
		醫療財團法人羅許基金會羅東博愛醫院 26514 宜蘭縣羅東鎮南昌街 81-83 號	隔離醫院
		天主教靈醫會醫療財團法人羅東聖母醫院★ 26546 宜蘭縣羅東鎮中正南路 160 號	
	金門縣	衛生福利部金門醫院 89148 金門縣金湖鎮復興路 2 號	縣市 指定應變醫院
	連江縣	連江縣立醫院 20941 連江縣南竿鄉復興村 217 號	縣市 指定應變醫院
北區	桃園市	衛生福利部桃園醫院新屋分院 32748 桃園市新屋區新福二路 6 號	網區/縣市 指定應變醫院
		衛生福利部桃園醫院 33004 桃園市桃園區中山路 1492 號	隔離醫院
		敏盛綜合醫院 33044 桃園市桃園區經國路 168 號	
		聯新國際醫院 32449 桃園市平鎮區廣泰路 77 號	
		長庚醫療財團法人林口長庚紀念醫院 333 桃園市龜山區公西村復興街 5 號	
		國軍桃園總醫院附設民眾診療服務處 32551 桃園市龍潭區中興路 168 號	
		沙爾德聖保祿修女會醫療財團法人聖保祿醫院 33069 桃園市桃園區建新街 123 號	

醫療網區	縣市	醫院名稱	指定類別
北區	桃園市	臺北榮民總醫院桃園分院 33052 桃園市桃園區成功路 3 段 100 號	隔離醫院
		天成醫療社團法人天晟醫院 32043 桃園市中壢區延平路 155 號	
		天成醫院 32665 桃園市楊梅區中山北路一段 356 號	
		怡仁綜合醫院 326 桃園市楊梅區楊新北路 321 巷 30 號	
	新竹市	國立臺灣大學醫學院附設醫院新竹分院 30059 新竹市經國路 1 段 442 巷 25 號	縣市 指定應變醫院
		台灣基督長老教會馬偕醫療財團法人新竹馬偕紀念醫院 30071 新竹市光復路 2 段 690 號	隔離醫院
		國軍新竹地區醫院附設民眾診療服務處 30054 新竹市武陵路 3 號	
		國泰醫療財團法人新竹國泰綜合醫院 30060 新竹市中華路 2 段 678 號	
	新竹市	南門綜合醫院 § 30042 新竹市東區林森路 20 號	
	新竹縣	國立臺灣大學醫學院附設醫院竹東分院 31064 新竹縣竹東鎮至善路 52 號	縣市 指定應變醫院
		東元綜合醫院 302 新竹縣竹北市縣政二路 69 號	隔離醫院
		臺北榮民總醫院新竹分院 31064 新竹縣竹東鎮中豐路一段 81 號	
		天主教仁慈醫療財團法人仁慈醫院 30342 新竹縣湖口鄉忠孝路 29 號	

醫療網區	縣市	醫院名稱	指定類別
北區	新竹縣	中國醫藥大學新竹附設醫院★ 30272 新竹縣竹北市興隆路一段 199 號 國立台灣大學醫學院附設醫院新竹生醫園區分院★ 30261 新竹縣竹北市生醫路一段 2 號	隔離醫院
	苗栗縣	衛生福利部苗栗醫院 36054 苗栗縣苗栗市為公路 747 號	縣市 指定應變醫院
		李綜合醫療社團法人苑裡李綜合醫院 35845 苗栗縣苑裡鎮和平路 168 號 財團法人為恭紀念醫院 35159 苗栗縣頭份鎮信義路 128 號	隔離醫院
中區	臺中市	衛生福利部臺中醫院 40343 臺中市西區三民路 1 段 199 號	網區/縣市 指定應變醫院
		衛生福利部豐原醫院 42055 臺中市豐原區安康路 100 號 臺中榮民總醫院 40705 臺中市西屯區臺灣大道 4 段 1650 號 中國醫藥大學附設醫院 40447 臺中市北區育德路 2 號 中國醫藥大學附設醫院 40447 臺中市北區育德路 2 號 中山醫學大學附設醫院 40201 臺中市南區建國北路 1 段 110 號 澄清綜合醫院 40045 臺中市平等街 139 號 澄清綜合醫院中港分院 40764 臺中市西屯區臺灣大道 4 段 966 號 童綜合醫療社團法人童綜合醫院 43549 臺中市梧棲區臺灣大道 8 段 699 號	隔離醫院

醫療網區	縣市	醫院名稱	指定類別
中區	臺中市	光田醫療社團法人光田綜合醫院 43303 臺中市沙鹿區沙田路 117 號	隔離醫院
		國軍臺中總醫院附設民眾診療服務處 41168 臺中市太平區中山路 2 段 348 號	
		仁愛醫療財團法人大里仁愛醫院 41265 臺中市大里區東榮路 483 號	
		佛教慈濟醫療財團法人台中慈濟醫院 42743 臺中市潭子區豐興路一段 66、88 號	
		林新醫療社團法人林新醫院 40867 臺中市南屯區惠中路三段 36 號	
		林新醫療社團法人烏日林新醫院 41454 台中市烏日區榮和路 168 號	
		李綜合醫療社團法人大甲李綜合醫院 43748 臺中市大甲區平安里八德街 2 號	
	彰化縣	衛生福利部彰化醫院 51341 彰化縣埔心鄉中正路 2 段 80 號	縣市指定應變醫院
		彰化基督教醫療財團法人彰化基督教醫院 50006 彰化縣彰化市南校街 135 號	隔離醫院
		彰化基督教醫療財團法人彰化基督教兒童醫院 500 彰化市光南里 13 鄰旭光路 320 號	
		彰化基督教醫療財團法人二林基督教醫院 52665 彰化縣二林鎮大成路 1 段 558 號	
		彰化基督教醫療財團法人鹿港基督教醫院 505 彰化縣鹿港鎮中正路 480 號	
		秀傳醫療財團法人彰濱秀傳紀念醫院 505 彰化縣鹿港鎮鹿工路六號	
		秀傳醫療社團法人秀傳紀念醫院 50008 彰化縣彰化市中山路 1 段 542 號	
		彰化基督教醫療財團法人員林基督教醫院 51052 彰化縣員林市莒光路 456 號	

醫療網區	縣市	醫院名稱	指定類別
中區	南投縣	衛生福利部南投醫院 54062 南投縣南投市復興路 478 號	縣市 指定應變醫院
		臺中榮民總醫院埔里分院 54552 南投縣埔里鎮榮光路 1 號	隔離醫院
		埔基醫療財團法人埔里基督教醫院 54546 南投縣埔里鎮鐵山路 1 號	
		竹山秀傳醫院 55782 南投縣竹山鎮集山路 2 段 75 號	
南區	雲林縣	國立臺灣大學醫學院附設醫院雲林分院 640 雲林縣斗六市雲林路 2 段 579 號	縣市 指定應變醫院
		彰化基督教醫療財團法人雲林基督教醫院 648 雲林縣新豐里市場南路 375 號	隔離醫院
		中國醫藥大學北港附設醫院 65152 雲林縣北港鎮新德路 123 號	
		長庚醫療財團法人雲林長庚紀念醫院 61363 雲林縣麥寮鄉中興村工業路 1500 號	
		天主教若瑟醫療財團法人若瑟醫院 63241 雲林縣虎尾鎮新生路 74 號	
		國立成功大學醫學院附設醫院斗六分院 64043 雲林縣斗六市莊敬路 345 號	
	嘉義市	衛生福利部嘉義醫院 60096 嘉義市北港路 312 號	縣市 指定應變醫院
		戴德森醫療財團法人嘉義基督教醫院 60002 嘉義市忠孝路 539 號	隔離醫院
		天主教中華聖母修女會醫療財團法人 天主教聖馬爾定醫院 60069 嘉義市大雅路 2 段 565 號	
		臺中榮民總醫院嘉義分院 60090 嘉義市西區世賢路 2 段 600 號	

醫療網區	縣市	醫院名稱	指定類別
南區	嘉義縣	長庚醫療財團法人嘉義長庚紀念醫院 61363 嘉義縣朴子市嘉朴路西段 6 號	縣市 指定應變醫院
		臺中榮民總醫院灣橋分院 60441 嘉義縣竹崎鄉灣橋村石麻園 38 號	隔離醫院
		佛教慈濟醫療財團法人大林慈濟醫院 62247 嘉義縣大林鎮民生路 2 號	
		衛生福利部朴子醫院 61353 嘉義縣朴子市永和里 42 之 50 號	
	臺南市	衛生福利部臺南醫院 70043 臺南市中山路 125 號	網區/縣市 指定應變醫院
		奇美醫療財團法人奇美醫院 71004 臺南市永康區中華路 901 號	隔離醫院
		國立成功大學醫學院附設醫院 70403 臺南市北區勝利路 138 號	
		台灣基督長老教會新樓醫療財團法人 台南新樓醫院 70142 臺南市東區東門路 1 段 57 號	
		台灣基督長老教會新樓醫療財團法人 麻豆新樓醫院 72152 臺南市麻豆區小埤里苓子林 20 號	
		台南市立醫院 70173 臺南市崇德路 670 號	
		奇美醫療財團法人柳營奇美醫院 73657 臺南市柳營區太康里太康 201 號	
		衛生福利部胸腔病院 71742 臺南市仁德區中山路 864 號	
		奇美醫療財團法人佳里奇美醫院 72263 臺南市佳里區興化里佳里興 606 號	

醫療網區	縣市	醫院名稱	指定類別
南區	臺南市	郭綜合醫院 70054 臺南市中西區民生路 2 段 22 號	隔離醫院
		臺南市立安南醫院★ 70965 台南市安南區長和路二段 66 號	
高屏區	高雄市	高雄市立民生醫院※ 80276 高雄市苓雅區凱旋二路 134 號	縣市 指定應變醫院
		衛生福利部旗山醫院 84247 高雄市旗山區中學路 60 號	隔離醫院
		國軍高雄總醫院左營分院附設民眾診療服務處 81342 高雄市左營區軍校路 553 號	
		國軍高雄總醫院附設民眾診療服務處 80264 高雄市苓雅區中正一路 2 號	
		阮綜合醫療社團法人阮綜合醫院 80249 高雄市苓雅區成功一路 162 號	
		高雄市立小港醫院(委託財團法人私立高雄醫學大學經營) 81267 高雄市小港區山明里山明路 482 號 B1-10 樓	
		義大醫療財團法人義大醫院 82445 高雄市燕巢區角宿里義大路 1 號	
		健仁醫院 81160 高雄市楠梓區楠陽路 136 號	
		高雄榮民總醫院 81362 高雄市左營區大中一路 386 號	
		財團法人私立高雄醫學大學附設中和紀念醫院 80756 高雄市三民區自由一路 100 號	
		高雄市立聯合醫院 80457 高雄市鼓山區中華一路 976 號	
		長庚醫療財團法人高雄長庚紀念醫院 83301 高雄市鳥松區大埤路 123 號	

醫療網區	縣市	醫院名稱	指定類別
高屏區	屏東縣	衛生福利部屏東醫院 90054 屏東縣屏東市自由路 270 號	網區/縣市 指定應變醫院
		安泰醫療社團法人安泰醫院 92842 屏東縣東港鎮中正路 1 段 210 號	隔離醫院
		寶建醫療社團法人寶建醫院 90064 屏東縣屏東市中山路 123 號	
		屏基醫療財團法人屏東基督教醫院 90059 屏東縣屏東市大連路 60 號	
		枋寮醫療社團法人枋寮醫院 94044 屏東縣枋寮鄉中山路 139 號	
		國仁醫院 90049 屏東縣屏東市民生東路 12-2 號	
		輔英科技大學附設醫院 92847 屏東縣東港鎮中山路 5 號	
	澎湖縣	三軍總醫院澎湖分院附設民眾診療服務處 88056 澎湖縣馬公市前寮里 90 號	縣市 指定應變醫院
東區	花蓮縣	衛生福利部花蓮醫院 97050 花蓮縣花蓮市中正路 600 號	網區/縣市 指定應變醫院
		佛教慈濟醫療財團法人花蓮慈濟醫院 97002 花蓮縣花蓮市中央路 3 段 707 號	隔離醫院
		臺灣基督教門諾會醫療財團法人門諾醫院 97059 花蓮縣花蓮市民權路 44 號	
		臺灣基督教門諾會醫療財團法人門諾醫院壽豐分院 97446 花蓮縣壽豐鄉共和村魚池 52 號	
		國軍花蓮總醫院附設民眾診療服務處 971 花蓮縣新城鄉嘉里路 163 號	
		臺北榮民總醫院玉里分院 98142 花蓮縣玉里鎮新興街 91 號	

醫療網區	縣市	醫院名稱	指定類別
東區	臺東縣	衛生福利部臺東醫院 95043 臺東縣臺東市五權街 1 號	縣市 指定應變醫院
		東基醫療財團法人臺東基督教醫院 95048 臺東縣臺東市開封街 350 號	隔離醫院
		台灣基督長老教會馬偕醫療財團法人 臺東馬偕紀念醫院 950 臺東縣臺東市長沙街 303 巷 1 號	

附件三　臺灣地區民眾對新冠病毒防疫政策問卷調查表

受訪民眾

年齡　□孩童　□青少年　□中年人　□退休人士

性別　□男生　□女生

教育　□小學　□初中　□高中　□大學　□研究所

請問您對防疫政策的了解

　　　　　□非常知道　　□知道　　□不知道　　□非常不知道

新冠病毒

　　　　　□非常知道　　□知道　　□不知道　　□非常不知道

強制隔離

　　　　　□非常知道　　□知道　　□不知道　　□非常不知道

自主管理

　　　　　□非常知道　　□知道　　□不知道　　□非常不知道

疫情指揮中心

　　　　　□非常知道　　□知道　　□不知道　　□非常不知道

1922防疫專線

　　　　　□非常知道　　□知道　　□不知道　　□非常不知道

口罩實名制

　　　　　□非常知道　　□知道　　□不知道　　□非常不知道

申請政府紓困

　　　　　□非常知道　　□知道　　□不知道　　□非常不知道

力行防疫新生活

　　　　　□非常知道　　□知道　　□不知道　　□非常不知道

「三倍」振興券

　　　　　□非常知道　　□知道　　□不知道　　□非常不知道

入境普篩

　　　　　□非常知道　　□知道　　□不知道　　□非常不知道

附錄

我國新冠病毒防疫政策大事記

一、新冠肺炎防疫 100 天大事記

二、武漢肺炎大事記：從全球到臺灣

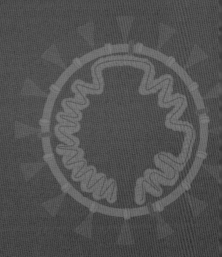

一、新冠肺炎防疫100天大事記

根據聯合新聞網，2020-04-28 13:16 中央社／台北28日電

臺灣超前部署，隨著疫情延燒，期間重大事件及防疫決策如下：

1/20　開設中央流行疫情指揮中心

1/21　首例確診個案，自中國武漢移入。

1/23　武漢封城，禁止武漢人入境，直航班機停飛。

1/24　禁止醫療用口罩出口。

1/31　徵用全國口罩工廠生產的醫療用口罩。

2/2　全國高中以下學校延後至2月25日開學。

2/3　全國大專院校延至2月25日後開學。

2/6　中港澳人士全面限制入境。

2/6　禁止國際郵輪靠泊。

2/6　口罩實名制1.0上路。

2/7　禁止14天內曾入境中國的外籍人士入境。

2/10　兩岸航運僅留5直航航線，其餘海空運一律暫停。

2/16　首例新冠肺炎死亡病例。

2/27　醫院醫事人員、社工一律禁止出國。

2/29　國內爆發首起醫院群聚事件。

3/12　口罩實名制2.0上路。

3/17　高中以下學校師生全面禁止出國。

3/18　台美聯合聲明展開新藥疫苗等6大合作。

3/19　全面境管，外籍人士一律限制入境。

3/19　首起新冠肺炎校園群聚事件，全校停課兩週。

3/24　全面禁止旅客登機來台轉機。

4/1　指揮中心發布社交距離指引。

4/2　全面禁止到醫院、照護中心探病。

4/18　海軍敦睦艦隊爆發群聚感染。

二、武漢肺炎大事記：從全球到臺灣

報導者 The Reporter武漢肺炎大事記：疫情從全球到臺灣

2019年11月，中國武漢爆出不明原因肺炎，一支全新冠狀病毒竄出，短短2個多月，造成全球「COVID-19」確診病例破萬，是本世紀前所未見的疾速傳播，《報導者》不斷用文字記錄從臺灣至世界各國疫情每一個重要紀實。

2019年 12月上旬	湖北省武漢市販售海鮮和野味的華南海鮮批發市場，爆發一種新型的肺炎，有數名在市場工作或曾前往市場的市民感染。
2019.12.30	武漢市中心醫院眼科醫生李文亮看到一份病人的檢測報告，顯示具有同SARS冠狀病毒高度相似指標。「出於提醒同學注意防護的角度，因為我同學也都是臨床醫生，所以在（微信）群裡發布了消息。」他成為率先向外界披露疫情的 8 名醫療人員之一。 同一天，武漢市衛健委者正式印發《關於做好不明原因肺炎救治工作的緊急通知》，其中要求「未經授權任何單位、個人不得擅自對外發布救治資訊」。
2019.12.31	中國向 WHO 通報武漢出現 27 起原因不明的肺炎病例，其中多數是華南海鮮市場攤販，有 7 人病危。臺灣疾管署宣布針對來自中國武漢直航入境的班機（每週 12 班）進行登機檢疫。
2020.1.1	中國關閉華南海鮮市場，並進行消毒。中國境內感染人數增加到 40 例。
2020.1.3	李文亮因「在網際網路上發布不實言論」，被叫去武漢市公安局武昌區分局中南路街派出所，簽署了「訓誡書」。
2020.1.5	中國當局排除此次病毒是禽流感、嚴重急性呼吸道症候群（SARS）或中東呼吸症候群（MERS）的可能性。
2020.1.7	WHO 宣布發現新病毒，這個病毒來自成員包含 SARS 和一般感冒的冠狀病毒家族，WHO 將其命名為 2019 新型冠狀病毒（Novel coronavirus, 2019-nCoV）。
2020.1.10	上海復旦大學、中國疾病預防控制中心等中國研究機構公布新型冠狀病毒的基因序列。
2020.1.11	中國宣布首起武漢肺炎死亡病例，一名經常光顧華南海鮮市場的 61 歲男性感染新型冠狀病毒並於 9 日病逝。湖北省已確診 41 個武漢肺炎病例。
2020.1.13	泰國出現武漢肺炎病例，是中國境外地區首例，這名女性患者來自武漢。
2020.1.16	日本出現首例確診病例，這名男性患者也曾造訪過武漢。

2020.1.17	武漢通報出現第 2 名死亡病例，美國衛生當局宣布國內 3 大機場針對來自武漢的旅客啟動篩檢機制。亞洲各國機場也紛紛針對來自中國病毒高風險地區的旅客實施強制篩檢。
2020.1.20	中國通報第 3 起死亡病例，超過 200 人感染，湖北省以外地區也紛紛傳出確診病例，包括北京、上海和深圳。韓國同日也宣布確診首例武漢肺炎。中國呼吸病學專家鍾南山告訴中國官媒中央電視台（CCTV），病毒可透過人傳人。 泰國、日本、韓國等鄰近國家接連出現自武漢移入之確診個案，研判中國疫情已有明顯社區傳播及疫情擴大情形。疾病管制署宣布成立「嚴重特殊傳染性肺炎中央流行疫情指揮中心」。
2020.1.21	臺灣出現首例確診病例，在武漢工作的 55 歲女台商因有發燒、咳嗽等症狀，返台後一下機就直接被後送就醫。因有境內確診病例出現，臺灣將防疫指揮中心由三級提高到二級開設。 中國武漢市衛生健康委員會凌晨通報，新型冠狀病毒肺炎感染者新增 1 死，並首度通報有 15 名醫護人員被感染。 美國出現感染確診首例。患者是一名 30 多歲的男子，在 1 月 15 日從武漢返回華盛頓州西雅圖。
2020.1.22	中國武漢肺炎死亡病例增為 17 人，逾 550 人感染。歐洲許多機場加強針對來自武漢班機的檢查。
2020.1.23	中國宣布武漢「封城」，實施全境隔離，暫停班機和火車進出。湖北省黃岡、鄂州、仙桃、赤壁等城市也相繼宣布封城。臺灣各家航空公司往返武漢的 12 航班也宣布停飛，滯留在武漢當地仍有約 2,000 名台商。 香港、新加坡與越南也傳出確診病例。中國當局則通報河北省出現首起死亡病例，在此之前，所有武漢肺炎死亡病例都出現在湖北省，且集中在武漢市。WHO 表示，武漢肺炎疫情尚未構成全球緊急情況，目前「還沒有證據」顯示病毒在中國境外地區有人際傳染現象。WHO 緊急委員會議經兩天激辯，決定暫時不宣告逐漸升高的武漢肺炎疫情為「國際關注公共衛生緊急事件」。
2020.1.24	臺灣出現第 2、3 例確診病例，分別為 50 多歲中國籍女性和 50 多歲男性台商。同時，衛福部也宣布放寬通報定義，過去須符合「發燒、急性呼吸道感染、有武漢旅遊史」三者才需通報，放寬後只要發燒「或」急性呼吸道感染，加上武漢旅遊史，就符合通報定義。此外，針對 14 天內去過武漢者也開始進行「鄰里健康關懷」。 美國確認第 2 起感染病例，這兩名確診病例都是在美國機場啟動篩檢機制前從中國飛抵美國。 南亞、歐洲相繼淪陷。尼泊爾出現確診病例，是人口稠密的南亞地區首例；法國在深夜宣布 3 例確診，為歐洲地區首例。

2020.1.24	中國湖北省境內遭封閉城市增為 13 座，影響 4,100 萬人。上海迪士尼樂園和部分城市的遊樂場所也宣布關閉。北京宣布關閉長城部分區段和故宮等著名景點。黑龍江公告一起確診死亡案例，是疫情爆發地湖北省之外的第 2 個死亡病例。
2020.1.25	澳洲傳出首例確診，患者為 50 多歲的中國籍男性，曾到過武漢，1 月 19 日搭機從廣州抵達澳洲。馬來西亞同日通報 3 起確診病例，全都是來自武漢的旅客，與新加坡一名確診病例有家屬關係。
2020.1.26	臺灣出現第 4 例確診病例，為 50 多歲北部女性，有武漢旅遊史。 美國國家衛生研究院過敏與傳染病研究院（National Institute of Allergy and Infectious Diseases）表示，已新成立一個疫苗研究小組進行新冠狀病毒疫苗研發，最快 3 個月內可以進行第一階段人體試驗，是史上這類疫苗最快速的研發進度。 美國出現第 5 例確診病例。全球累積確診病例已經將近 3,000 例。
2020.1.27	臺灣出現第 5 例確診病例，為中部一名 50 多歲女性，與首例確診個案同班飛機，但排除機上感染。
2020.1.28	中國已有近 2,700 多名確診個案、80 人死亡；境外擴散也快速蔓延，臺灣、香港、澳門、日本、韓國、新加坡、澳洲、馬來西亞、美國、法國等 15 個國家地區出現病例，全球病例逾 2,800 人。中國國家主席習近平於 1 月 28 日在北京會見 WHO 祕書長譚德塞（Tedros Adhanom Ghebreyesus）。 WHO 坦承錯估疫情，宣布將 2019 新冠狀病毒全球危險等級調升為「高」、中國地區為「極高」。不過，WHO 仍未宣布把疫情列入「全球公共衛生緊急狀態」。 臺灣再添 3 病例，第 6、7 例確診病例，皆為 70 多歲、武漢來台自由行的中國籍女性。第 8 例為首宗本土病例家戶感染，此例 50 多歲男性為第 5 例感染女性的丈夫，是唯一沒有武漢旅遊史的本土個案。 臺灣針對中國（不含港澳）旅遊疫情警示提升到第三級，即「請非必要不要去中國旅遊」。同時，為因應首宗本土家戶感染個案，臺灣將針對居家隔離「與確診者密切接觸者」、居家檢疫「沒有症狀、具湖北旅遊史者」，兩類民眾，一共 2,000 多人，啟動手機電子監控。
2020.1.29	中國死亡病例單日突增 38 例，全球累積死亡病例共 170 例。 中央流行疫情指揮中心宣布，連 3 日每天釋出 600 萬片口罩至 4 大超商，每人限購 3 片。
2020.1.30	臺灣出現第 9 例確診病例，為一名 40 多歲的女性，雖未到過武漢，卻被在武漢工作的丈夫傳染，是本土第二起家戶感染案例。 隨著疫情升溫，臺灣出現口罩排隊長龍、搶購潮，為避免排擠優先使用者，指揮中心宣布全面徵用國內生產醫療用口罩，作為調配第一線醫療、警政人員使用。

2020.1.30	武漢肺炎疫情升溫，臺灣出現口罩搶購潮。為防範囤積，政府限制一人只能買兩個口罩，超商前出現買口罩排隊長龍。 西藏出現首例確診病例，中國境內疫情全面淪陷。印度和菲律賓 也傳出確診首例，全球確認病例已達 7,921 例，為 4 天（26 日） 前的兩倍多。
2020.1.31	WHO 宣布，將新型冠狀病毒疫情列為「國際公共衛生緊急事件」。 不過，WHO 祕書長譚德塞強調，他們最大的憂慮是「病毒可能蔓延到衛生系統較弱的國家」，並非對中國投下不信任票。 臺灣出現第 10 例病例確診，該例為第 9 例女性的丈夫，仍屬家戶感染。中央流行疫情指揮中心宣布放寬通報定義，原先是有湖北接觸史，出現發燒「及」呼吸道症狀，放寬為只要有湖北接觸史，有發燒「或」呼吸道症狀者即通報。中國重災區湖北省新增確診病例 1,220 起，42 人死亡。中國、香港、澳門全境累計病例，已有 9,711 例確診，死亡 213 人。 英國、俄羅斯、義大利出現首次確診案例，美國和泰國則出現本土人傳人首例，估計疫情已經影響全球至少 23 國。美國國務院調高對中國的旅遊警戒至最高等級，要求公民勿前往中國旅遊。
2020.2.1	因廣東省近日累積確診病例持續上升達 520 例，9 成以上二級行政區發生病例，且超過 15% 病例無湖北活動史。臺灣將廣東省列入二級流行地區，居住地在廣東之中國籍人士禁止入境，有廣東旅遊史的人員列入居家檢疫對象。 李文亮接受《紐約時報》、《財新》等媒體採訪，並公布自己已確診感染。菲律賓出現中國之外第一起死亡案例，病患是一名 44 歲的中國武漢人，其妻也確診 2019 新型冠狀病毒，但就診時僅有輕微咳嗽，現在已無 2019 新型冠狀病毒症狀。
2020.2.2	臺灣首次因為疫情延後開學、制定「防疫照顧假」。全國高中職以下（含高中職）將延後開學 2 週，從 2 月 11 日延後到 2 月 25 日，暑假則縮短兩週。 勞動部首度宣布，家中有 12 歲以下的兒童，家長可請「防疫照顧假」，雇主必須准假，不能扣薪、扣全勤獎金，是否發放工資則由公司自行決定。 繼廣東省之後，因浙江省溫州市確診 265 例，2 月 3 日起，臺灣將溫州市列入二級流行地區，國人從溫州回來，須居家檢疫、隔離觀察 14 天，禁止居住在溫州的中國人入境臺灣。
2020.2.3	臺灣教育部宣布，大專院校開學時間延至 2 月 25 日之後，由各大學提報行事曆給教育部審查；有些學校已排定 3 月 2 日開學，各大學可自行調整行事曆，符合授課時數 18 週。陸生仍暫緩來台至 2 月 9 日 ，但可以用視訊、學分抵免方式彈性修業，所需經費由教育部補助；教育部會全力協助陸生，採取各項具有彈性的措施，例如註冊、保留學籍等等。

2020.2.3	有鑒於各處出現搶購口罩風潮，指揮中心宣布，2 月 4 日超商停止販售口罩，2 月 6 日起實施「口罩販售實名制」，民眾可持本人健保卡到 6,505 家特約藥局購買，身分證字號尾數雙號者可於每週二、四、六購買，單號者可於每週一、三、五購買，週日則開放全民皆可購買，7 天限制購買 2 片。有 52 個偏鄉地區由當地衛生所代為處理，每家藥局或衛生所每天配發 200 片成人口罩、50 片兒童口罩，網路上將公布全國口罩地圖，供民眾查詢哪裡已經售罄。至於弱勢、獨居、身心障礙者，陳時中表示，將責成地方衛生局、社會局，在額度內予以適當配發。 中國（不含港澳）一日激增 2,829 例，其中湖北單一省分即增加 2,103 例，總確診人數來到 17,205 例，其中 2,296 例重症，361 例死亡。
2020.2.4	滯留武漢的台商搭乘中國東方航空包機 3 日深夜抵台，經過長時間檢疫後，於 4 日清晨安置於新北烏來、林口、台中三地檢疫所。中央流行疫情指揮中心早上宣布 247 名台商中 1 名出現發燒、2 人有呼吸道症狀，並立刻後送進行隔離治療。晚間又宣布，該名發燒個案檢驗呈陽性反應，確定感染新型冠狀病毒，臺灣確診案例升至 11 例。 臺灣外交部宣布邊境管理政策，2 月 7 日開始，過去 14 日內曾入境或居住於中國（不含港澳）的一般外籍人士，禁止入境臺灣。同時將中國浙江省也列入「二級流行地區」，國人返台需隔離 14 天，這是繼湖北省、廣東省後，第三個禁止入境的中國省份。針對郵輪邊境管理措施，也宣布入境前 28 天曾載有確定病例或疑似病例的郵輪，不得停靠我國港口；入境前 14 天曾停靠中港澳地區港口的郵輪，不得停靠我國港口。 香港出現首例本土死亡案例，香港「醫管局員工陣線」醫護人員昨日開始罷工，希望香港政府能「全面封關」，暫時封閉中港之間的通路。
2020.2.5	中國各地確診病例達 2.4 萬例。繼重災區武漢市於 1 月 23 日宣布「封城」後，4 日深夜，南京、寧波、福州、哈爾濱等大城市相繼發佈「封城」通告，已有 35 座城市宣布進行社區封閉式管理。 香港宣布，從中國入境香港的各國旅客，包含香港居民與中國公民，都需要採取隔離措施 14 日。 臺灣擴大邊境管制，宣布於 6 日起，將全中國（含港澳）列入二級流行地區，居住中國各省市陸人暫緩入境；6 日起自中港澳旅遊，回台後一律要做居家檢疫 14 天；7 日起港澳人士入境後需居家檢疫 14 天；外籍人士 7 日起，14 天內曾經入境或居住者，暫緩入境。
2020.2.6	新型冠狀病毒疫情最早的吹哨人李文亮，2 月 6 日晚間 10 點左右傳出過世，武漢市中心醫院院方「正式公布」死亡時間則為 2 月 7 日凌晨 2 點 58 分。 臺灣單日新增 5 例，總計確診案例達 16 人。 前 2 名確診案例，分別為北部 40 多歲男性，以及 20 多歲女性。 男性個案 2019 年 12 月至武漢工作，2020 年 1 月 17 日從武漢前往遼寧，2 月 2 日自遼寧省大連市返台，3 日出現發燒、咳嗽、頭痛等症狀，4 日就醫。

2020.2.6	女性個案長住武漢，1 月 21 日自武漢經深圳返台，2 月 1 日出現咳嗽有痰及胸悶症狀，4 日就醫。兩名個案均診斷有肺炎情形，經通報檢驗確診，目前均收治隔離病房。 晚間宣布新增的 3 個確診案例，都沒有至中國旅遊，其中夫妻 2 人是從香港轉機至義大利旅遊，2 月 1 日自香港轉機返台後身體不適；另一例則是至澳門旅遊。 停靠在日本的郵輪「鑽石公主號」有 1 名臺灣旅客確診，由於近期陸續發生郵輪旅客或船員確診案例，考量國際郵輪人口密集、人員互動頻繁，指揮中心 6 日宣布，即日起全面禁止國際郵輪停靠我國港口。
2020.2.7	臺灣再度擴大邊境管制，臺灣中國兩地航線原有 50 航線，但 2 月 10 日 0 時起至 4 月 29 日 24 時，兩岸客運航線只剩下北京首都機場、上海浦東及虹橋機場、廈門高崎機場及成都雙流機場共 5 航線，其餘都暫停飛航 。 2 月 10 日 0 時起，所有旅客經中國、香港及澳門「轉機」，且得入境臺灣者，一律居家檢疫 14 天。 陸委會宣布，2 月 10 日起暫停小三通客運船舶往來，後續復航將視疫情狀況再評估。這是繼 2003 年 SARS 疫情後，第二次暫停小三通客船往來。
2020.2.8	臺灣新增 1 確診案例，增至 17 例。該例為先前確診案例 50 多歲夫婦之 20 多歲兒子，症狀屬輕症，指揮中心判斷應在飛機上感染。 陸委會宣布，2 月 10 日起，全面暫停兩岸海運客運直航航線及航班，視疫情狀況再評估復航。 郵輪寶瓶星號中午返抵基隆港，防疫中心隨即登船，檢疫 128 名有症狀或中港澳旅遊史人士，歷程 9 小時後，檢疫結果全數呈現陰性無確診，船上 1,709 國人可立即返家。
2020.2.9	臺灣首度出現無症狀也檢驗陽性確診的案例，衛福部考慮擴大採檢範圍，針對確診個案所有親密接觸者進行採檢。新增的 18 例為先前全家赴義大利遊玩、確診夫婦的 20 多歲小兒子，該家庭一家四口都確診感染新型冠狀病毒。中國確診人數已達 3.7 萬人，全球死亡人數則高達 813 人，已超過 SARS 全球死亡的 774 人。
2020.2.10	港澳疫情持續升溫，臺灣宣布，港澳人士、學生自 2 月 11 日起全面暫緩入境，衝擊 7 千多名港澳生。教育部表示，將啟動「安心就學方案」，大學以視訊、線上課程方式，輔導港澳生完成課業。 中國包括北京、上海宣布被稱為「半封城」的封閉式管理政策，加強針對社區的管控。全中國已有超過 80 座城市實施了封閉社區等封城措施，讓復工難上加上。

2020.2.11	臺灣升高港澳、新加坡及泰國旅遊警告，中港澳提升至第三級警告（Warning），新加坡提升至第二級警示（Alert），泰國提升至第一級注意（Watch）。調整中國人士管制策略，商務履約、短期探親等 6 類事由已經在台停留之中國人士，得申請延長停留期限，持居留證、探親證之陸配及其子女，若符合未成年且在中國無可照顧親人者，經專案審查許可後得入境，但仍需居家檢疫 14 天。 擴大邊境管制，非中港澳入境旅客都須填寫「入境健康聲明書」。 香港凌晨出現第 42 位、同大樓疑似垂直感染確診病例，因與先前確診病例同住同棟大樓同單位，兩人居住樓層相差 10 樓，疑透過相通之排氣管為感染途徑，香港衛生防衛中心擔心爆發社區感染，徹夜緊急疏散大樓超過百位居民。
2020.2.12	WHO 祕書長譚德塞於記者會宣布，再將 2019 新型冠狀病毒所引發的疾病「武漢肺炎」，更名為「COVID-19」，CO 代表冠狀 （Corona）、VI 為病毒（Virus）、D 是疾病（Disease），19 為年分。 臺灣疾管署表示，新名稱「COVID-19」太拗口，為方便與民眾溝通，依舊會使用「武漢肺炎」一詞來發布疫情資訊。 WHO 祕書長譚德塞（Tedros Adhanom Ghebreyesus），他於記者會宣布將 2019 新型冠狀病毒所引發的疾病「武漢肺炎」更名為「COVID-19」。 中國籍配偶子女入境政策，陸委會 2 天內四度轉彎，原稱同時符合「未成年」、「中國無可照顧之親人」、「父母皆在臺灣」三條件，且經專案審查准許後可入境之條件，今宣布改為中國籍配偶子女皆不可入境。
2020.2.13	臺灣維持確診 18 例，其中第 10 例已痊癒，解除隔離管制，該例為臺灣第二位感染病毒後痊癒的個案。臺灣在世界頂級的《新英格蘭醫學期刊》（The New England Journal of Medicine）發表臺灣第一篇 COVID-19 正式論文「臺灣首例本土傳染病例」（A Locally Transmitted Case of SARS-CoV-2 Infection in Taiwan）。 中國因納入快篩陰性和綜合臨床診斷方式，讓確診案例昨日一夕暴增 1.5 萬例，全中國確診案例逼近 6 萬人，死亡人數更突破 1,000 人。 日本出現首例感染病毒死亡案例，死者為一名住在神奈川縣的 80 多歲女性，她並沒有中港澳旅遊史。該個案在死前 11 天被診斷出肺癌，直至死亡前一天才進行武漢肺炎檢驗，卻在死後才確診陽性。另外，日本疑似出現首起社區感染，一名和歌山縣 50 幾歲男醫師確診感染武漢肺炎，疑似在日本境內被感染。

2020.2.14	由於中國河南省及浙江省確診病例均超過千例，且當地已出現不易控制之社區傳播，臺灣將中國河南省、浙江省列為一級流行地區，同時也將日本旅遊疫情檢疫升為第一級「注意」。 2020.2.15 全球確診病例突破 6.7 萬人，死亡人數高達 1,500 人。已有 29 國家出現確診案例，埃及也出現首例，為非洲第一個出現案例的國家。 香港醫管局設置了 18 間「指定診所」，但因多數的指定診所位置靠近人口密集的住宅區，又醫缺乏與溝通，導致民眾不滿，14 日出現指定診所被丟擲汽油彈，15 日有民眾在天水圍遊行，抗議政府強行選定指定診所。
2020.2.16	臺灣出現首起死亡案例，一位住在中部有 B 型肝炎及糖尿病病史的 60 歲男性，2 月 15 日晚間因武漢肺炎合併敗血症死亡。 該患者沒有出國旅遊史，是白牌車司機，平常多載運中港澳旅客，為臺灣首起社區感染案例。與這名司機同住的弟弟雖沒有武漢肺炎症狀，但經採檢後也確診。臺灣單日新增 2 例，總確診案例來到 20 人。
2020.2.17	臺灣新增 2 案例至 22 例，為已死亡的第 19 例白牌車司機及同檢出病毒陽性第 20 例弟弟之家人，疑一家人過年時家庭聚餐時群聚感染。
2020.2.18	因武漢肺炎封城，從武漢包機首班返台隔離臺灣將鑽石公主號列為疫區，船上有 22 名臺灣人，其中 4 人確診。 武漢包機返台的 247 位台商，除 1 名確診外，其餘 246 位隔離滿 14 天，早上 6 點自檢疫所量完體溫確定無異後解除隔離返家。
2020.2.19	臺灣編號案 19 的白牌車司機的妹妹（60 歲女性），成為臺灣第 23 例確診病例。繼第 19 例白牌車司機後，臺灣出現第二例無明確接觸史的社區感染個案（案 24）。 第 24 例確定病例，為北部 67 歲、有痛風及高血壓的女性，近 2 年無出國史，1 月 22 日出現發燒、咳嗽等症狀，於 22 日至 29 日四度至診所就醫，因症狀加劇且出現呼吸急促情形，29 日晚間前往醫院急診，經檢查診斷為肺炎，30 日收治住院，因病情惡化，2 月 10 日轉入加護病房，並於 2 月 17 日因該院配合指揮中心的流感併發重症檢體檢驗結果為陰性者進行通報採檢，故轉收至負壓隔離病房，於今日確診。
2020.2.20	臺灣找到第 19 例白牌車司機的感染源，是其曾載過的浙江台商，這名台商 1 月 22 日返台有咳嗽現象，第一次經 PCR 檢驗為陰性，但中研院和台大醫學院進一步抽血檢驗，發現血液中有武漢肺炎病毒抗體。不過，抗體檢測未被列為確診工具，因此，浙江台商未被入列為第 25 例個案，臺灣確診個案仍維持在 24 例。 臺灣兩大研究龍頭機構中研院和國衛院，同於 20 日宣布：完成純度97%的「瑞德西韋」（Remdesivir）藥物合成。瑞德西韋因為美國首例武漢肺炎個案使用後 1 天即見效的報告，被視為 COVID-19 的「希望之藥」。 美國疾管署將臺灣列入「社區傳播」名單（community spread），中國、香港、新加坡、泰國、越南、日本、韓國，也在名單上。

2020.2.20	但中國被列入「三級警示」建議旅客不要前往、香港列「一級警示」不建議前往；包括臺灣的其他地區，則是已有社區感染、但並不廣泛。 教育部宣布 COVID-19 停課標準，比腸病毒更加嚴格。 停課一次 14 天，一班有 1 名師生確診全班停課；一校有 2 名師生確診全校停課；1 鄉鎮市區有 1/3 學校全校停課則該鄉鎮市區停課。全國是否停課則由中央流行疫情指揮中心公布為準。另外，高中如有選修或跑班的課程，只要該老師或學生有確診，就全數停課。短期補習班與幼兒園停課標準則是比照高級中等以下學校。 停課一次 14 天，1 名師生確診則該師生所修或授課的課程全部停課，全校有 2 名師生確診全校或校區停課，如遭遇停課得縮減上課週數，採 1 學分 18 小時彈性修課，並於週間或線上課程等方式補課。 日本和韓國近期疫情急遽升溫。韓國總確診案例來到 104 起，衛生單位宣布已發生社區傳播；臺灣將韓國旅遊疫情建議提升至第一級「注意」。鑽石公主號則有 2 名日籍確診案例今日死亡，累積在日本死亡案例 3 起。
2020.2.21	臺灣接回鑽石公主號旅客的華航包機於晚間 9 點 48 分降落桃園 國際機場，共接回 20 人（19 名旅客與 1 名先前派去的醫師），加上 4 名空服員、3 名護理人員、3 名機師，機上共 30 人。清查後 發現有 3 名屬於雙重國籍的國人，1 名擁有美國籍的國人已到香港，另 2 名有加拿大籍國人則搭乘此次包機回台。 臺灣新增 2 例為北部婦女（案 24）的外孫女（案 25，20 歲）及小女兒（案 26，40 多歲）。兩人皆無國外旅遊史。
2020.2.22	鑽石公主號 3,000 多名乘客陸續由各國包機返國，卻出現多起下船時篩檢陰性、返國後卻確診的案例，包括 18 名美國人、2 名澳洲人、1 名日本人，甚至連以色列返國旅客都出現一個確診案例，是以色列首例。 臺灣接回鑽石公主號旅客的華航包機於 21 日晚間 9 點 48 分降落桃園國際機場，共接回 20 人。機上乘客全身著防護衣、戴口罩、護目鏡，下機後隨即進行檢疫。 臺灣對日、韓旅遊疫情升至第二級「警示 (Alert)」，民眾健保卡也已登錄日韓旅遊史。 韓國在 20 日已宣布進入社區傳播階段，22 日全國 17 個行政區都出現確診病例。近百起與大南醫院有關，另 231 人為新天地教會的群聚感染；這個被韓國主流教會視為邪教（cult）的新天地教會，出現一位接觸多人的「超級感染者」。韓國案例將近 7 成為當地或疑似當地感染，其中 5 例感染源不明，韓國已將大邱市、慶尚北道清道郡指定為傳染病特別管理地區。 日本確診病例數則達 119 例，分散於 14 都道府縣，超過 7 成為當地或疑似當地感染，其中多例感染源不明，且已發生數起社區及醫院群聚，防治政策已由防堵轉為減害。

2020.2.22	中國湖北、山東、浙江三省的 5 座監獄，出現不小規模的疫情，有 512 位囚犯與獄警感染武漢肺炎，其中，湖北的女子監獄確診 230 例。中國官方表示，其他省市監獄的病毒輸入，源自到過武漢的獄警。 中東大國伊朗疫情暴增，新增 10 例確診，其中 1 人死亡；目前伊朗境內累計 28 例、5 人死亡，成為中國之外死亡人數最多的國家。南歐的義大利也傳出首例死亡。
2020.2.23	臺灣新增 2 例確診。分別是北部 80 多歲男性（案 27）與 50 多歲男性（案 28），兩人為父子關係。 鑽石公主號 19 名台籍旅客第二次採檢結果出爐，全為陰性。旅客被送集中檢疫所進行 14 天的隔離檢疫，比照武漢包機的方式採取「一人一室」隔離檢疫措施。 中央流行疫情指揮中心宣布，由於國際疫情越顯嚴重，為保全國內醫療體系，下週將召開醫療系統整備會議，全國醫事人員除報准外不得出國，避免因為返國又要居家檢疫，讓已經吃緊的醫療人力更緊迫。 由於國際疫情嚴重，陳時中指出，為保全國內醫療體系，下週將會召開醫療系統的整備會議，全國醫事人員除報准外，不得出國。居家檢疫隔離服務計畫將於 3 月 1 日上路。 由於目前仍有零星居家檢疫斷線狀況，3 月 1 日「地方政府居家檢疫及居家隔離關懷服務計畫」將正式上路。目前雖然打 1922 也能通報，但未來仍希望可直接連結地方政府資源，讓居家檢疫與居家隔離更到位。 伊朗、義大利旅遊疫情建議等級升至第一級。 伊朗病例數快速增加，甚至傳播至黎巴嫩、阿拉伯聯合大公國與加拿大，義大利確診病例數也快速增加中，因此指揮中心決定將這兩國旅遊疫情建議等級提升至第一級「注意（Watch）」，建議赴當地旅遊的旅客須遵守當地的預防措施。
2020.2.24	23 日確診的案 27（北部 80 多歲男性）家庭再新增兩名確診個案，分別為因工作常往返中國的 40 多歲小兒子（案 29）與 70 多歲的太太（案 30），屬於家庭群聚感染。 韓國社區傳播廣泛且快速，已達 763 例，臺灣決定將韓國旅遊警示提升到第三級，燈號為橙色，避免非必要旅行；另外，將大邱市、慶尚北道清道郡指定為特別管理地區，燈號為紅色，不宜前往。而自 2 月 25 日零時起，從韓國入境的外籍人士，需居家檢疫 14 天；臺灣人於 25、26 日入境者需自主健康管理 14 天，27 日起需居家檢疫 14 天。 自第一級泰國、義大利、伊朗，第二級新加坡、日本返國者也須進行自主健康管理，減少社區感染風險。自主健康管理包含：勤洗手、早晚各量一次體溫、避免出入公共場所、若需出門全程配戴口罩、身體不適儘速就醫、告知醫師接觸史、旅遊史、居住史、職業暴露、以及身邊是否有其他人有類似的症狀等。

2020.2.25	臺灣出現首例未成年確診個案。案 31 是案 27（北部 80 多歲男性）的 11 歲孫子，平時同住，曾於 2 月 11 日及 19 日至醫院探視案 27，因列為密切接觸者採檢，確診後已收治醫院隔離觀察，無明顯症狀。 案 27 的接觸感染源仍不明，一家已有 5 人遭感染，是臺灣第三起家庭聚群感染。 《嚴重特殊傳染性肺炎防治及紓困振興特別條例》三讀通過，編列 600 億特別預算，因應武漢肺炎及紓困振興措施，雇主應給予員工「防疫隔離假」，給假可提高當年度的免稅額，以員工給薪金額兩倍自申報，而接受隔離或檢疫期間，也可以在 2 年內申請防疫補償，罰則部分，哄抬或不當囤積防疫物資，最重可處 5 年徒刑及 500 萬元罰金。 特別條例施行期間從今年 1 月 15 日起至明年 6 月 30 日止，施行 3 個月後，行政院須向立法院提出疫情及預算執行報告，實行滿 6 個月後，行政院長及部會首長至立法院報告並備詢。 因應開學後兒童口罩需求增加，自 27 日起，持兒童健保卡（13 歲以下）不限單雙號、每天皆可購買，每 7 天購買一次；一個家庭最多上限是用 3 張兒童健保卡、購買 3 份。 義大利短短幾天確診人數飆升到 229 人，指揮中心已將旅遊建議提升到第二級警示。至於韓國，目前外交部正與各旅行團溝通協調，希望若必要出團，也應避開紅色警示區。
2020.2.26	臺灣新增第 32 例確診，是案 27 住院期間的 30 多歲印尼籍無證看護，於 24 日晚間採檢並隔離，當時有輕微的喉嚨不適症狀。 衛福部醫事司長石崇良正式說明醫事人員禁止出國規定。 除了特殊情況經報衛福部同意外，醫院內所有職別的醫事人員，第三級旅遊疫情建議地區禁止前往，第一級與第二級則是需報所屬醫院同意，以上措施均包含轉機，實施時間追溯至 2 月 23 日起，至 6 月 30 日止，視疫情發展而縮短或延長。
2020.2.27	中央流行疫情指揮中心從二級開設提升到一級開設。 指揮官依舊是衛福部長陳時中，進駐的各部會層級將會提高，行政院長蘇貞昌表明此舉是為了超前部署。 白沙屯拱天宮、大甲鎮瀾宮宣布延期舉辦媽祖進香活動。 大甲鎮瀾宮原訂 3 月 19 日起駕遶境，引起爭議，廟方最後決議尊重專業，等到疫情穩定再舉行遶境；取消起馬宴、媽祖之光晚宴節省的 3,000 萬元經費捐給指揮中心。 針對醫護人員疫情期間出國限制，指揮中心提出相關補償措施。 對於防疫期間取消出國的醫事人員，會按照相關法令規定，對損失予以補償，不限於已列入 1~3 級旅遊警示的 9 區，而是擴及在防疫期間取消出國行程者，不論公務或私人、到哪一個國家，損失部分，政府正擬訂辦法予以補償。 此規定也新增納入在醫療院所服務的社工人員。

2020.2.27	為避免有湖北旅遊史的臺灣人以散客方式入境，內政部指出，已根據入出境資料註記 1,694 名在過去一年來赴湖北省未歸的國人，雖然這批人未必在湖北省封省當下遭滯留，但基於防疫考量，須經核准才能自行搭機入境，且須配合指揮中心的隔離檢疫規範。 另一方面，在湖北省封省後遭滯留的國人，則須以包機模式返台，並集中隔離檢疫。民航局發函給各航空公司，要求除了專案包機及經核准者，不得搭載管制名單內的人員返台。 義大利確診數已破 400 例，12 例死亡，逾 9 成病例未釐清感染源，評估已有社區傳播，並輸出病例至法國、北馬其頓、希臘、巴西、西班牙、瑞士、阿爾及利亞、克羅埃西亞、奧地利、德國等 10 國，共計 18 例。義大利宣布對發生不明感染源個案之城市或地區採停班停課、暫停公眾活動、限制交通等防治措施。 臺灣提升義大利旅遊疫情建議至第三級警告。自臺灣時間 2 月 28 日零時起，自義大利入境，需進行 14 天居家檢疫。 日本首相安倍晉三宣布，將要求全國所有高中以下學校自 3 月 2 日起暫時停課，直到 4 月的春假為止。日本至今確診數 897 人，死亡 7 人。
2020.2.28	臺灣新增 2 名確診案例，分別為北部 30 多歲男性（案 33）及 50 多歲女性（案 34）。北部男性 2 月 17 日至 22 日與另外 21 人跟團至日本大阪旅遊，返國後出現咳嗽、喉嚨癢症狀並確診；依個案活動史研判，於日本感染的可能性較高，是臺灣首例非中國的境外移入個案。 案 34 的 50 多歲女性有糖尿病、心血管疾病等慢性病史，2 月 14 日因低血糖、全身倦怠情形就醫並收治住院，當時無呼吸道症狀，21 日起出現咳嗽、喉嚨痛及發燒症狀，26 日診斷有肺炎情形，由醫院通報送驗，於今日確診；個案近期無國外旅遊史，研判於國內感染。 調查局指出，中國網軍為影響疫情已出現模組化假訊息，目前調查局共蒐集到 432 件情資，立案件數 52 件，移送 12 案、13 人，待移送案件數 16 案。 2020.2.29 臺灣單日新增 5 例確診，爆發首例的院內感染，案 34（50 多歲女性）住進北部某醫院後，一名院內清潔工（案 35）以及 3 名曾照顧案 34 的醫護人員（案 36、案 37、案 38）也確診。指揮中心研判還在可控制範圍，現階段無封院的可能性。 應變官莊人祥表示，目前臺灣已出現不明感染源、本土個案數超越境外移入，符合社區傳播 4 定義中的 2 項，是社區傳播警訊。 陳時中 29 日視察了桃園醫院以及台北榮總，逐一檢視醫院內的進出動線規劃、負壓隔離病房等防疫措施。 案 39 是一位 60 多歲女性，在 1 月 29 日至 2 月 21 日前往杜拜、埃及跟團旅遊，她在 2 月 20 日出現咳嗽喉嚨痛的症狀，收治於負壓隔離病房治療。不排除是長途飛行時被傳染。 因確診第 32 例的印尼籍看護曾到台北車站參加聚會，且假日不少移工會在此聚餐，擔心可能造成群聚感染，台鐵即日起至 4 月 30 日禁止民眾在北車席地而坐、群聚，大廳禁止租借舉辦活動，除了立牌公告，台鐵將會同員警不定期巡察，也會請清潔公司加強大廳及重點區域的清潔工作。

2020.3.1	單日新增 1 例鑽石公主號乘客確診。 該個案當初在日本檢驗陽性，因此並未跟隨鑽石公主號乘客包機返台，但在日本治療完成出院後，歸國又出現陽性反應，因此納入確診。 針對在國外檢驗兩次陰性、回台卻又確診這種「忽陰忽陽」狀況，中央流行疫情指揮中心專家諮詢小組召集人張上淳指出，一種可能是採檢範圍不夠大，未採到病毒；二是愈到病程後期，病毒量愈少，就可能會出現陰性。 因應國際疫情，伊朗旅遊疫情提升至第三級警告。其他第三級警示國家有中港澳、韓國、義大利；二級為日本、新加坡；一級為泰國。 中央地方居家檢疫隔離服務計畫今上路。 其中包括隔離者關懷、有症狀者就醫協助、到院前通知醫院、交通安排、垃圾清運、送餐服務、專線服務等，9 縣市更成立無住所者安置地，接下來將觀察落實程度，隨時檢討調整。 WHO 祕書長譚德塞終於宣布，將 COVID-19 疫情的全球風險級別，由「高」調至「非常高」。 韓國今日激增 813 例確診，包含首例監獄囚犯確診；而美國出現 3 起感染源頭不明的確診，截至目前，全球已有 57 國淪陷。
2020.3.2	臺灣再添一名確診個案，是 2 月 28 日確診的北部 50 多歲婦人（案例 34）之女。該女 20 多歲，是公司行政人員，近期沒有旅遊史，也沒有任何不適症狀，但曾多次到病房陪病及協助盥洗，衛生單位 2 月 28 日採檢，原本一採陰性，但二採呈現陽性，今日確診，成為臺灣第 41 例確診個案。 2 月 28 日出發往以色列的臺灣旅遊團 11 人，傳出和以色列確診案例（鑽石公主號相關人員）同一班機，已緊急搭乘土耳其航空於傍晚返台。該班機只有 11 人，疾管署人員上機檢疫後，10 位團員無症狀，可返家進行居家隔離 14 天，但其中 1 人有發燒症狀送醫。 實名制口罩領取量增加。3 月 5 日起，成人從 7 天 2 片增加為 3 片，兒童口罩從 7 天 4 片增為 5 片，購買人數不變，一個藥局或衛生局限制 200 人。 針對住院陪病者、洗腎、化放療病患等頻繁就醫需求的配送量，也由每日 13 萬片加倍至 26 萬片，醫院最快 3 月 3 日可開始提供使用。
2020.3.3	臺灣案 34 院內感染新確診出現，是同一個病房（以護理站為單位，周圍合稱為一個病房）、不同病室（同一個房門內有兩人房、三人房，通稱為病室）的陪病家屬（案 42，50 多歲女性），這是院內感染的第 7 例確診。 交通部規劃「居家檢疫者自機場返家交通方案」。 未來只要是居家檢疫者離開機場（包括桃園機場、松山機場、台中機場與高雄機場規劃專門動線引導），全數由防疫車隊負責點對點載送到家，包括機場排班計程車與租賃車；如果在營業區內以跳錶計算，跨區則是以高鐵票價兩倍來付費，不足 1000 元以 1000 元計費。3 月 4 日起實施，11 日起不遵守者將處以 10 萬元以上 100 萬元以下罰鍰。 臺灣確定脫離流感流行期。 疾管署監測國內流感情形，上週急診達 12,059 人次，較前一週下降 4.4%，門診也下降 11.6%，兩項指標已經連續兩週低於過去 4 個流感季流行的當週就診人次，確定脫離。

2020.3.4	臺灣今天未傳出新增病例，累積病例停在 42 例，其中第 34 例個案（北部 50 歲女性）掀起的 7 人醫院內感染，是目前疫調及防制重點。雖然看診與急診的地點不同，但案 34 與案 24（北部 67 歲女性）都住在同一家醫院，中央疫情指揮中心表示，將進行病毒基因定序，以確認是否為同一株病毒，釐清感染相關性。 進入 3 月後，疫情進入大爆發期，WHO 與 25 國專家組成的聯合考察團，提出 5 萬 5,924 確診病例研究報告，發現 8 成為輕症，輕症病發到痊癒約 2 週，重症則在 3 到 6 週。同時報告也提出主要臨床症狀，發現 9 成病人有下述 14 大症狀：發燒、乾咳、乏力、咳痰、氣短、肌肉痛或關節痛、咽喉痛、頭痛、寒顫、噁心或嘔吐、鼻塞、腹瀉、咳血、結膜充血。 WHO 與 25 國專家組成的聯合考察團，提出報告，指出 COVID-19 的 14 大臨床症狀。
2020.3.5	臺灣新增 2 名確診案例，累計案例增為 44 例。案 43 是先前曾到中東旅遊返台確診者（案 39）的插花班同學，為北部 50 多歲女性；案 44 則是到菲律賓旅遊返國後的 30 多歲男性，依個案發病前活動史和時間序來研判，於境外感染的可能性較高。 澳籍男音樂家在 2 月 22 日自英國倫敦經泰國曼谷到臺灣，於 2 月 23 日入境，2 月 27 日晚間因咳嗽、流鼻水至診所就醫，並於 3 月 2 日離台，搭長榮抵澳洲後確診。由於該名音樂家 2 月 28 日在台北國家音樂廳、3 月 1 日在台北國家演奏廳演出，鄭麗君宣布國家交響樂團的演出即刻全部取消，並加強各藝文場館的防疫措施，將來體溫超過 37.5 度的觀眾禁止入場並建議立即就醫，其餘觀眾需全程戴口罩，座位建議採梅花座或隔排，進場散場都要消毒。 指揮中心公布「公眾集會因應指引」，呼籲民眾舉辦活動前必須先進行風險評估，包括舉辦活動的必要性，風險高就建議延期或取消，如果必須舉辦則要擬定防疫應變計畫。 內政部修訂「嚴重特殊傳染性肺炎因應指引：社區管理維護」，建議社區的遊戲室、多功能活動空間暫停開放，公寓大樓的區分所有權人會議如果在這段時間無法召開，不會開罰，並於今年底前擇期召開。 指揮中心並發布「持續營運指引」，將疫情分為「零星社區感染」與「發生持續性或廣泛性社區傳播」，建議企業依疫情情境、風險評估、因應對策、組織應變與緊急聯絡網等五大架構，由企業訂定持續營運計畫。
2020.3.6	中央流行疫情指揮中心公布「公眾集會因應指引」。 臺灣首起醫院群聚感染再擴大，新增的第 45 例（50 多歲女性）是案 34 院內感染同病房、不同病室的已出院病人。 由案 34 延伸出的北部醫院院內感染，已有 8 例確診個案，包括 3 名護理人員、1 名醫院清潔人員、1 名家屬，及 2 名同病房、不同病室的病人及陪病者。

2020.3.6	來台演出、回國後確診的澳洲音樂家個案部分，已清查音樂家在臺灣的所有行程、匡列相關接觸者，需要居家隔離者逾百人，包括友人、工作人員、診所人員、採訪記者、樂團團員與計程車司機。相關演出場所也已連夜消毒。臺灣外交部日前接獲友邦帛琉官方通知，1 名駐帛琉之美國籍醫護疑似感染COVID-19。臺灣接獲通報後，由新光醫院感染科醫師透過視訊技術指導協助採檢、安排檢體運送。檢體 6 日晚間抵台，檢驗結果為陰性。這起國際合作案例顯臺灣卓越醫療能力，新光醫院院長侯勝茂籲國際儘速讓臺灣加入WHO。
2020.3.7	因法國、德國及西班牙近期病例快速上升，3 國加總已有破千例確診，且發生數起群聚事件，即日起升高這 3 國旅遊疫情警示至第二級警示（Alert），從法德西入境的民眾，也應落實 14 天自主健康管理。 鑽石公主號 19 位返國旅客經 3 次採檢均為陰性，於 7 日解除隔離。 12 人自行離開或由家人接送，7 人搭乘交通部安排的遊覽車，各自轉乘返家；所有人返家後需進行自主健康管理 14 天。
2020.3.8	中央研究院基因體中心研究員楊安綏團隊已製造出可以檢測新冠病毒的抗體，可開發為快篩試劑。若開發成功，檢驗時間可望從核酸檢驗 4 小時，縮短至 15 到 20 分鐘。 39 例第從埃及旅遊返台確診的臺灣女性，遭埃及官方指為群聚感染源頭，指揮中心嚴正反駁，並進行病毒基因定序。臺灣大學醫學院教授葉秀慧表示，分析病患病毒序列，證實是來自歐洲病毒分支。
2020.3.9	臺灣今日無新增個案，不過菲律賓昨日宣布該國新增 4 例確診，其中一例為台籍男子。指揮中心證實，菲國該病例，與 3 月 5 日確診的臺灣第 44 例病患曾在菲律賓接觸過。 《報導者》推出【119 救護員運送病患的 SOS：高風險名冊看不到、拿 N95 口罩還得寫「借據」】報導後，中央流行疫情指揮中心指揮官陳時中親自主持兩場會議，針對「消防人員防疫議題」的物資及資訊需求做出補助決策。指揮中心宣布將推出口罩 2.0 新措施，採網路預購、超商取貨。醫用口罩徵用持續提升，上週每天平均產能 851 萬片；診所、醫院口罩配送量本週將分別增加 15%、20%。這週也開始針對社福、長照、精神機構機構人員等，提供一週 58 萬片口罩，透過各縣市衛生局、社會局負責；教育部也負責轉發口罩給各學校，提供給特教班學生使用。 美國武漢肺炎疫情升溫，確診病例破 500 位，死亡人數破 20。疫情蔓延 30 多州，華盛頓州、紐約州、加州和俄勒岡州等 8 州相繼宣布進入緊急狀態。義大利成為歐洲疫情最嚴重的國家，9 日通報確診案例達 9,172 例，死亡 463 人，嚴重度僅次於中國。義大利總理宣布，封鎖的「紅區」擴大到全國，民眾除了工作和緊急事件不得移動，所有公眾和體育活動也必須取消。

2020.3.10	臺灣新增 2 例確診，一例為本土病例（案 46、北部 20 多歲男性）、一例為荷蘭境外移入病例（案 47、南部 30 多歲男性）。 其中，本土病例案 46 為案 34 的兒子。案 34 是引爆臺灣首宗醫院內感染的指標病例，其引發的群聚感染已達第 9 例。指揮中心研判，今日確診的兒子，應是遭同住女兒感染，而非在醫院內感染。 第二批接返滯留湖北台人包機僵持月餘，終於在兩岸透過管道協商下，於 10 日晚間至 11 日凌晨先後由華航、東航共同執飛，原本預計返台人數為 407 人，但因有國人未報到、不願檢疫，及 2 人出現發燒症狀，乘客連同家人都未能上機，最終共載回 361 名國人，其中包含臺灣提出的 121 人弱勢優先名單。在經醫師評估無後送需求後，已分送至 3 處集中檢疫所進行 14 天隔離檢疫。為把關防疫，我方這次派出 4 名醫師及 9 名護理人員隨機到武漢檢疫，包括小兒科與婦產科醫師。 中國的《人物》雜誌在網上發布報導〈發哨子的人〉，採訪武漢市中心醫院急診科主任艾芬，她自承 2019 年 12 月 18 日，接觸首例肺部感染表現為「雙肺多發散在斑片狀模糊影」的華南海鮮市場送貨員。12 月 30 日下午，第二例病人送檢結果顯示感染了一種冠狀病毒，艾芬第一時間向醫院公共衛生科和院感部門報告，並轉發到科室醫生微信群，再被李文亮轉發。該報導中午前就被刪除，中國網民透過 emoji、摩斯電碼、篆書等各種規避審查方式轉述該文。
2020.3.11	臺灣新增 1 確診，是首例英國境外移入案例。第 48 例是北部 30 多歲女性，於 2 月 28 日至 3 月 8 日獨自前往英國旅遊及探訪當地友人，返國後因頭暈、頭痛等症狀至診所就醫，因出現微燒及輕微咳嗽，10 日至醫院就醫，目前收治負壓隔離病房治療。 臺灣 11 日起提升歐洲國家冰島、瑞士、挪威、瑞典、比利時、荷蘭、丹麥、奧地利以及中東國家巴林和科威特至旅遊疫情二級警示，另考量申根區域國家人員流動密切，希臘、捷克、葡萄牙、芬蘭、斯洛維尼亞、波蘭、愛沙尼亞、匈牙利、盧森堡、馬爾他、斯洛伐克、拉脫維亞、立陶宛、列支敦斯登、英國、愛爾蘭共 16 國提升一級旅遊警示。
2020.3.12	WHO 宣布，COVID-19 是「全球大流行疾病」（Pandemic），並預期將進一步擴散。 臺灣新增一例確診個案，為北部 40 多歲女性，是第 49 例個案。她於 2 月 21 日從臺灣經英國轉機至愛爾蘭、比利時旅遊，3 月 7 日再由比利時至土耳其轉機返台。 口罩實名制 2.0 開始，雖然初期有塞車狀況，但截至中午為止已有 8.8 萬人預購成功，將持續改善頻寬，讓系統更加順暢。 另外，中華職棒原訂於 3 月 28 日的開幕戰，為避開清明連假高風險時期，將再延至 4 月 11 日，也是中職史上首次於 4 月才開打。

2020.3.12	美國確診病例超過 1,300 人、死亡人數 38 人，總統川普公開譴責歐盟並未對中國等疫情緊張地區進行邊境管制，造成疫情擴散，並宣布 13 日起，對歐洲（英國除外）禁航封關 30 天。名人如湯姆・漢克斯（Tom Hanks）、NBA 爵士隊球星魯迪・戈貝爾（Rudy Gobert）都宣布確診，後者讓 NBA 聯盟宣布無限期暫緩球季，MLB 隨後也宣布春訓全部取消，原定於 3 月底開打的開幕賽則將延遲至少兩週。全美已有 23 州，包括華盛頓特區進入緊急狀態。 印度也宣布全面性的旅遊禁令（除了 5 種簽證），自 3 月 13 日至 4 月 15 日；從韓國入境者需要先取得指定實驗室的新冠陰性篩檢結果；2 月 15 日後曾到過中國、義大利、伊朗、韓國、法國、西班牙與德國者，入境印度都需要進行 14 天的自主管理期。 菲律賓總統杜特蒂（Rodrigo Duterte）宣布：自 15 日起，將對 1,200 萬人口的馬尼拉首都都會區實施「封城令」至少 30 天，以控制武漢肺炎的疫情傳播，範圍涵蓋 16 座城市、1 座直轄市，但相關命令頗為彈性，各級企業仍可輪班上班；都會區外的上班族與國際航班出入境，也可在出示基本證明後「正常往來」。 義大利死亡人數破千，單日增加 189 死，增幅為 23%，確診人數則增幅 21.7%，是疫情爆發以來，單日最多新增病例數。 英國首相強森（Boris Johnson）召開防疫記者會，宣布幾項措施，包括不追溯旅遊史與接觸史，感冒輕症不要打給醫療緊急專線，在家自主隔離 7 天。全英國已經有 5,000 至 1 萬人感染，現階段是延緩傳播，英國政府希望藉此達群體免疫（herd immunity）效果，並呼籲 70 歲以上老人減少外出、所有人都要勤洗手等。
2020.3.13	臺灣新增 1 名確診案例，一名中部工作的 50 多歲美國籍男性（案 50），2 月 24 日曾接待 4 名來台的美國友人（於 2 月 26 日離境），並於 2 月 27 日、3 月 4 日及 7 日陸續出現畏寒、咳嗽及發燒症狀，7 日就醫後收治住院，採件確診後，目前於負壓隔離病房治療。 由於來台友人的家人有確診，專家研判案 50 遭美國友人感染的可能性較高。 歐洲疫情持續擴大，繼義大利鎖國後，歐洲各國政府陸續提出相應防疫對策，捷克、保加利亞宣布進入緊急狀態；法國、葡萄牙、比利時等宣布關閉學校。西班牙則出現封城首例，封鎖加泰隆尼亞地區的四個城鎮，影響近 7 萬人。 全球政界出現多起確診，西班牙平等部長孟蒂羅（Irene Montero）12 日被驗出陽性，內閣與王室成員皆需採檢；加拿大總理夫人蘇菲（Sophie Gregoire Trudeau）在結束訪英行程返國後不適確診，總理杜魯道目前自我隔離中；澳洲內政部長達頓（Peter Dutton）則是澳洲首名確診官員，而 3 天前，他曾澳洲總理、其他內閣成員共同開會。

2020.3.14	臺灣新增 3 名確診案例。案 51（30 多歲的荷蘭籍男性副機師）、案 52（北部 30 多歲男性）與案 53（北部 30 多歲男性），分別從荷蘭、瑞士與法國、德國慕尼黑紐倫堡來台、返國，研判都屬境外移入個案。 美國總統川普宣布進入「國家緊急狀態」。撥款 500 億美元（約 1.5 兆新台幣）予聯邦、各州及地方政府對抗疫情。美國已有 49 州有確診案例，其中華盛頓州、紐約州與加州有社區感染，因此指揮中心宣布，將這三個州旅遊疫情建議升至第二級：警示（Alert），其他州則是列為第一級：注意（Watch）。 國際上已有超過 110 國有確診病例，超過 70 國出現本土傳播疫情。指揮中心將全球未列旅遊疫情建議的國家全部提升至第一級：注意（Watch）。
2020.3.15	臺灣新增 6 確診案例，皆為境外移入。 案 54（北部 30 多歲男性）曾至泰國、日本北海道旅遊；案 55（北部 50 多歲男性）是旅行團領隊，帶團員 31 人到埃及旅遊；案 56（北部 40 多歲男性）及 57（北部 70 歲女性）為同一土耳其旅行團成員；案 58（北部 20 多歲女性）今年 1 月至西班牙就學，3 月返國後出現症狀；案 59（北部 10 多歲男性）是一名高中生，1 月與家人同遊希臘，返台 7 天後出現喉嚨痛、頭痛等症狀就醫確診，根據停課標準，案 59 同班同學必須停課 14 天，教育部正研擬線上補課。 指揮中心宣布埃及的旅遊疫情建議也升至第二級：警示（Alert），提醒民眾至當地應採取加強防護措施。 美國確診數破 3,000，死亡 62 人。聯準會宣布緊急降息至接近 0 利率，同時啟動 7,000 億美元量化寬鬆（QE）政策。
2020.3.16	臺灣新增 8 確診案例，皆為境外移入。案 60 為中部 20 多歲女性，2 月 9 日至 3 月 11 日獨自前往義利、希臘、德國旅遊，在入住德國青旅期間，一房客咳嗽不止。案 61 為南部 50 多歲女性，3 月與家人參加奧地利、捷克旅行團，14 日入境時發燒，後送就醫篩檢確診。其同行家人 15 日也出現發燒，通報檢驗中。 案 62 為北部 60 多歲女性，與一家人前往菲律賓探親，在當地就出現發燒、咳嗽、肌肉痠痛等症狀，14 日入境後就醫確診。 案 63 為北部 50 多歲男性，是案 55 埃及旅遊團團員。案 64 為北部 20 多歲男性，與案 58 西班牙留學生同校。陳時中表示，聽聞這所西班牙學校有老師確診，研判校園群聚感染機會較大。案 65 至 67 是南部 2 名 50 多歲女性、1 名 60 多歲男性，是案 56、57 土耳其旅遊團團員。 為警示民眾非必要不前往第三級警告地區，指揮中心祭出 3 個限制。 1. 若明知是第三級旅遊警示國家，仍執意前往，歸國居家檢疫期間，將不得領取《嚴重特殊傳染性肺炎隔離及檢疫期間防疫補償辦法》中，最多新台幣 1.4 萬元的防疫補償金；若歸國後確診，將公布姓名、加徵其他必要的費用，細則將另行公佈。

2. 民眾入境若不確實填寫檢疫通知書資料，除不得領取防疫補償金外，將依《傳染病防治法》第 58 條、第 69 條第 1 項最高處以 15 萬罰鍰；違反居家隔離、檢疫規定者，也將依《嚴重特殊傳染性肺炎防治及紓困振興特別條例》處以 10 至 100 萬罰鍰，並公布姓名。

3. 為避免增加國內防疫成本負擔，自 17 日起，外籍人士若自第三級旅遊警示以外的國家來台，有症狀者，需自付門急診及檢驗費用。相關費用的明細收費標準，將另行公布。

2020.3.16	加拿大總理杜魯道（Justin Trudeau）宣布關閉邊境，禁止所有非加拿大公民或永久居民入境，只有加國公民直系親屬、美國公民、外交官和空服人員除外。所有入境加拿大者，均應自我隔離 14 天。自 18 日起，國際航班只能降落在蒙特婁、多倫多、卡爾加利和溫哥華國際機場。有 COVID-19 症狀者不能登上飛往加國的班機。 馬來西亞首相慕尤丁（Muhyiddin Yassin）晚間頒布多項緊急措施，18 日開始生效至 31 日止，包含：禁止國人出國，禁止所有外國人入境、禁止大型集會及人民移動、各級學校停課、除販賣日常用品的商店，其餘宗教場所及商業單位必須關閉，此外也關閉涉及重要服務之外的政府與民間機構。 德國單方面宣布對法國、奧地利、瑞士、盧森堡和丹麥等國實行邊境封鎖，對內則宣布關閉全國民生用品外的商店，並限制民眾集會等措施。
2020.3.17	臺灣新增 10 確診，皆為境外移入。案 68、69、70 及 73 為 2 女 2 男，是案 56、57、65 至 67 土耳其旅遊同團團員，該旅行團已 9 例。案 71 為北部 60 多歲男性，參加埃及團體旅遊，與案 55、63 同一旅行團。案 72 為南部 70 多歲女性，與家人（案 61）參加奧地利、捷克團體旅遊。案 74 為南部 30 多歲男性，曾與 7 名親友至冰島自助旅遊。案 75 為南部 20 多歲男性，曾至德國旅遊。案 76 為北部 30 多歲女性，與 2 名友人至法國巴黎旅遊。案 77 為北部 60 多歲女性，1 月 20 日自臺灣經杜拜轉機至捷克旅遊，於 3 月 7 日自捷克搭機至美國紐約探親，16 日入境返國，在紐約時就有出現發燒及腹瀉症狀。 16 日因案 59 高中生出國確診，北北桃等地方政府提出高中以下師生禁止出國，指揮中心也向行政院建議嚴格限制出國規定。17 日教育部國教署長彭富源說明，高中以下學校，原則上避免非必要與非急迫的出國行程，但特殊情形除外，須報地方教育主管機關同意。他舉例，代表縣市政府或國家的競賽，申請後由地方主管機關核准，回來後則是依照旅遊警示必須居家檢疫或自主健康管理。 教育部也會發通函給所有大專院校，暫緩所有教職員生非必要與非急迫性的國際交流研習，由校長從嚴審核，至於已經同意的部分將要重新審查。 全球旅遊疫情警示大升級：17 日起，東歐 13 國、中東 15 國與 1 地區、北非 5 國及中亞 9 國，疫情建議提升至第三級：警告（Warning）。19 日起，日本、新加坡等亞洲 19 國、東歐摩爾瓦多及美國華盛頓州、紐約州及加利福尼亞州，也升至第三級警告，入境須居家檢疫 14 天。美國其他州則升至第二級警示（Alert），入境需自我健康管理 14 天。

2020.3.17	因歐洲境外移入病例增加，指揮中心宣布，3 月 3 日至 14 日自歐洲入境並有症狀者，將一律回溯採檢 印尼、越南、菲律賓及泰國自 3 月 17 日 16 時尚未登機入境臺灣之移工，依規定均須居家檢疫 14 天。 勞動部表示，希望雇主能夠優先考慮期滿續聘或國內承接，因此會彈性延長在台工作期限，目前是 12 至 14 年，若在疫情期間年限到期，特別再延長 3 個月。也希望移工近期不要考慮回國休假，若變更機票等交通費損失，勞動部會給予補償；若移工堅持要返國，在疫情期間不得回台。 勞動部將於移工入境、尚未取得居留證時於機場發放零星口罩，並禁止單一接機，全面由勞動部相關單位人員來接機。另外，雇主也得提供移工入境後的防疫交通、居住等居家檢疫企畫書，讓勞動部追蹤。 美國五角大廈 37 人確診，國防部正副部長被隔離。舊金山等 6 郡宣布封城，約計 670 萬民眾除非就醫或採購生活必需品，禁止外出，封鎖將持續到 4 月 7 日。因應美國疾管中心建議取消 50 人以上聚會，MLB 開幕賽再度延期，具體日程仍未定。 法國總統馬克宏（Emmanuel Macron）宣布，自當地時間 17 日中午起 15 天內，嚴禁人民戶外聚集逗留，只能採買食材、看病和上班，違者開罰，也關閉歐盟與申根區邊境。這是法國在戰爭時期外，首次採取此措施。 菲律賓股市今年跌幅超過 30%，菲國證券交易所和銀行家協會宣布停止股票、債券、貨幣交易，直至另行通知為止，成為首個因新型冠狀病毒大流行而關閉金融市場的國家。總統杜特蒂（Rodrigo Duterte）更宣布菲國全境進入災難狀態。呂宋島今起封島實施強化社區隔離，20 日起呂宋島（包括大馬尼拉）各機場禁止國際線班機出境。 俄羅斯政府宣布封鎖全國邊境，所有外國人到 5 月 1 日前禁止進入。
2020.3.18	臺灣新增 23 例確診，其中 21 例境外移入、2 例本土，總病例數達 100。境外移入 21 例中，4 例為土耳其旅遊團群聚、11 例在機場出現發燒或呼吸道症狀，被檢驗後確診、1 例為法國籍男子來台北觀光。本土感染中，1 例為埃及團確診團員（案 72）的 20 多歲兒子，屬於家戶感染。1 例為南部 20 幾歲女子，近期無出國史，感染源待釐清。 因歐洲、中東返國確診案例不斷增加，指揮中心要求回溯 3 月 5 日至 14 日期間、自歐洲、中東旅遊返國的入境民眾共 16,000 人，需主動通報鄉鎮市區公所，開始居家檢疫，自入境日至 14 天期滿。 19 日起，邊境管制再升級：1. 非本國籍人士一律限制入境，持有居留證、外交公務證明、商務履約證明或其他特別許可的外籍人士不在此限。2. 所有自國外返台入境者都須居家檢疫 14 天。3. 美國、加拿大、澳洲及紐西蘭 4 國（皆含轉機）旅遊疫情升至第三級警告。前兩項措施沒有設立截止日期，將依疫情變化隨時調整。 台美宣布聯手防疫，外交部和美國 AIT 發出聯合聲明，以下合作已開始進行：快篩檢驗試劑研發、疫苗研究生產、藥品研究生產、追蹤接觸者相關技術機制科技、舉行科學家專家會議、防疫醫療用品設備交流等。其中，防疫醫療用品設備交流方面，美特別為臺灣保留 30 萬件防護衣原料，臺灣則在口罩產能成長穩定之後，將每週提供美方 10 萬片口罩。

2020.3.18	歐盟發布戰後最大規模旅行入境禁令，26 國將關閉邊境 30 日。歐盟當地時間 17 日召開成員國領袖線上峰會，宣布即日起將實施歐盟邊境管制 30 日，禁止非歐盟人士入境，但返國的歐盟公民、醫護人員、外交人員及防疫專家、運送貨物及合法通勤的邊境工人不在禁令內。除了已脫歐的英國、以及和英國簽署 CTA 共同旅遊區協議的愛爾蘭外，26 國歐盟成員將自行決定實施時間，目前德、法已宣布執行。歐盟首次對外大規模關閉外部邊境，實施日期將由各成員國自行決定，德、法已率先宣布執行。 為防疫情擴散，瑞士、哥倫比亞、芬蘭、澳洲等多國陸續宣布進入緊急狀態，秘魯、阿根廷等拉美國家與摩洛哥則緊急關閉邊境、暫停國際旅客運輸，進入鎖國狀態，逾百位國人滯留海外，外交部協助國人入住旅館之外，也努力協調班機，盼盡快將國人安全帶回臺灣。 因確診案例劇增，無法有足夠手機、定位、監控居家隔離／檢疫民眾，行政院成立大數據小組，建立「電子圍籬智慧監控系統」，掌握防疫落實情形。此外，「入境檢疫系統」也已上線，將民眾的健康聲明書、檢疫通知書，一併歸檔在防疫追蹤系統中，方便民政、警政、衛政單位追蹤尚在居家隔離、檢疫的民眾。 文化部宣布，原從 2 月延至 5 月舉辦的 2020 台北國際書展，確定停辦。台北國際書展是亞洲最大的國際書展之一，此次是 30 多年來首度停辦。
2020.3.19	總統蔡英文發表談話，呼籲全民配合政府防疫措施，不要互相仇視和指責，也不要製造恐慌或搶購囤積物資；國家也將加碼 400 億元投入產業紓困，針對衝擊最大的觀光、交通業將另外投入 300 億元紓困。未來若情勢變化，造成更大經濟社會衝擊，會視需要採去進一步的行動，「快速修法或是（頒布）緊急命令」。 臺灣新增 8 例確診，其中有 7 名境外移入，1 名本土案例。目前確診案例共 108 名，其中 26 名確診患者已康復解除隔離。這 8 例確診中，2 位在機場被採檢、4 例居家隔離者、2 位執行嚴格自主健康管理，因此擴散的風險較低。今日唯一的本土案例（案 103），是 15 日確診的北部高中生（案 59）同班男同學。教育部長宣布該校全校停課，自 20 日至 27 日，確診班級繼續居家隔離，其他學生則在家自主健康管理。 美國聯準會（Fed）兩週內緊急降息 6 碼，將聯邦資金利率降至趨近於零。
2020.3.20	臺灣新增 27 例確診、1 例（案 27）死亡，是臺灣疫情中第 2 例死亡個案，總確診人數來到 135 人。死亡個案為北部 80 多歲男性（案 27），本身是慢性病重症患者，他和其長男、次男、妻子、孫子，以及曾照顧他的外籍看護共 6 人皆感染，是臺灣第三起家庭群聚案。目前確診的 135 例中，共有 6 名重症者，除 2 例死亡外，1 例（首例女台商）痊癒出院、1 例拔除呼吸器穩定恢復中（案 24）、2 例仍在加護病房使用呼吸器治療中（案 34、案 61）。

2020.3.20	機場將販賣口罩,採實名制。為避免旅客一入境沒有口罩,容易在高風險的機場被感染,從明 21 日零時起,機場也將販售口罩,仍採實名制,成人一天 3 片、兒童一天 5 片,價格為 50 元,與一般民眾一樣,健保系統同步登錄,七天後才能再次購買。販售地點會在免稅商店前,桃園機場昇恆昌、采盟、臺灣菸酒也會同步販售口罩。
2020.3.20	臺灣將全球皆提升至三級旅遊警示。目前 COVID-19 已為全球大流行,指揮中心宣布從 21 日零時起全球旅遊警示都提升到第三級,請國人非必要避免前往,自國外入境者皆需 14 天居家檢疫。 全球死亡人數突破萬人,義大利單日暴增 475 死,死亡人數飆升至 3,405 人,首度超過中國。更出現第一位確診的國家元首,根據《CNN》報導,現年 62 歲的摩納哥親王亞伯特二世(Prince Albert II)確診 COVID-19。 臺灣中央銀行降息 1 碼,重貼現率、擔保放款融通利率及短期融通利率各調降 1 碼(0.25 個百分點),分別為年息 1.125%、1.5% 及 3.375%,創下歷史新低紀錄。 因境外移入案例暴增,澳洲和紐西蘭宣布從當地時間 20 日起封關,禁止所有非公民和不具永久居留資格者入境。
2020.3.21	臺灣新增 18 例確診,均為境外移入,總病例數達 153 人。今日新增病例為 12 女 6 男,年齡 20 多歲至 70 多歲,入境日介於 3 月 8 日至 19 日,發病日介於 3 月 6 日至 19 日。個案發病前分別有土耳其、美國、法國、英國、埃及、捷克、南非、印尼等國活動史。3 月 8 日至 18 日自美國、東亞入境曾就醫者,將回溯居家檢疫並安排採檢。 因近期境外移入個案數攀升,將往回追溯 3 月 8 日至 18 日間,自美國、東亞國家入境後曾就醫者約 3,000 人,通知即刻起居家檢疫,並進行病毒檢驗。因應檢疫者大增,輕症者一採陰性即可出院。 由於境外確診案例每日俱增,考量隔離病床及檢驗量能,疾管署通函醫界,即日起只要入境人士在無肺炎症狀及經過醫師評估無須住院的個案,一採陰性即可返家做居家檢疫。 中研院 1 員工確診,即日關閉部分場館、員工遠距上班。中研院總務處處長張剛維今日表示,該確診者並無參與對外工作以及研究工作,中研院開始進行遠距辦公,綜合體育館、蔡元培紀念館(文獻庫)、嶺南美術館也即刻關閉,未來所有訪客入院內大樓一律要登記。 義大利總理孔蒂深夜宣布,除超商、藥局等民生必需品外,義大利全部的生產活動都將暫時關閉 15 天,他表示,這是義大利在第二次世界大戰後遭逢的最大危機。

2020.3.22	臺灣新增 16 例確診，13 例為境外移入，3 例為本土個案，總計 9 男 7 女，年齡介於 10 多歲至 70 多歲，總病例數達 169 人。其中，本土案例 156 為長照機構護理師，確診後指揮中心漏夜調度人力，為機構住民與其他工作人員共 81 人採檢，今日確認一採陰，53 位住民已移往醫院、檢疫所進行一人一室隔離，工作人員則居家隔離中，照護缺口由衛福部桃園醫院以及長庚醫院支援。為避免疫情因航空運輸擴大，3 月 24 日至 4 月 7 日，臺灣將全面禁止旅客登機來台轉機。 新加坡政府宣布從 23 日晚間 11 時 59 分起，所有外國短期旅客都不能入境或過境新加坡。印度政府已封所孟買等 4 城，暫停除外交、公務等目的以外的外國人入境簽證，暫停所有國際客機降落印度，更向國內發布上午 7 時到晚間 9 時的禁足令。
2020.3.23	臺灣單日新增 26 例，包含 25 名境外移入、1 名本土案例。本土案例為中研院群聚感染個案，目前此起群聚感染已有 5 人確診。今日境外移入確診者幾乎都是赴歐美旅遊、工作為主，其中包含 5 起群聚，對象皆為同行家人、朋友、同事。其中有一名 4 歲小孩確診，為臺灣年紀最小個案。 為了防堵可能不遵守規定的居家檢疫者，指揮中心宣布將先盤點對身份查驗較不嚴格的夜店，進行不定時臨檢。21 日警方已在夜店查獲一名居家檢疫者，開出 100 萬元罰單。 紐西蘭確診數破百，宣布進入社區傳播階段，全國將實行自我隔離 4 週，全面停班停課、關閉非必要場所。德國宣布除了家居與工作場所外，禁止兩人以上集會；德國總理梅克爾（Angela Merkel）則因接觸過感染 COVID-19 的醫護人員，自主在家隔離。
2020.3.24	全球已有超過 35 萬人感染病毒，1.5 萬人病故；超過五分之一人口、15 億人遭下令禁足在家。臺灣單日新增 21 例，其中 20 例 為境外移入，1 例為本土案例，確診人數來到 216 人。 指揮中心表示，24 日確診者皆在掌握中，有 8 位在機場被攔截、9 位居家檢疫者、2 位居家隔離者、2 位自行就醫，年紀最小的為一名 5 歲女童，隨媽媽員工旅遊至土耳其時遭感染，但隨團 27 人目前無症狀。案 216 是一名北部 30 多歲法國籍男性，原本是案 84 的接觸者。 湖北省宣布武漢以外城市 3 月 25 日解封、武漢市 4 月 8 日解封。現約有 1,300 多名台人滯留在湖北，名單已註記管制。 3 月 23 日起防疫補償金開放申請，兩年內皆可請領，每日 1,000 元。根據補償規定，可以申請防疫補償金者分成 5 大類：居家檢疫者、居家隔離者、集中隔離者、集中檢疫者，以及照顧以上這 4 類人的人。前 4 類人須滿足「當事人且未違反隔離檢疫規定，確實做好居家隔離或檢疫者」、「隔離期間若領有薪資或其他性質相同的補助，則不得請領」兩要件；第 5 類人，是生活無法自理的隔離或檢疫對象家屬，導致民眾需要請假而無法工作，即可申請。申請人可於檢疫結束隔天開始請領，期限為兩年。

2020.3.24	3 月 23 日先開放前四類人申請，照顧者則可於 3 月 31 日起申請，民眾可透過郵寄書面資料、臨櫃辦理，或至衛福部首頁進行線上申請。行政院宣布，因應疫情衝擊，一般個人所得稅可申請緩繳最長 1 年，或分期繳納最長 3 年，若有退稅者，自動提前退稅。 英國首相強生（Boris Johnson）一改「佛系防疫」，頒布「全境居家隔離」命令，全英除民生必需與特定行業，即刻停工停班；非必要或特許者，未來 3 個星期不得離開家門；公眾在戶外須保持 2 公尺以上 的距離。 日本奧會副主席 17 日確診 COVID-19，讓東京奧運延期呼聲大起，但國際奧委會（IOC）臨時理事會 18 日仍決定東奧將如期在 7 月 24 日舉辦。然而因各體育協會持續呼籲延期，加拿大更表示今年不會參賽，日本首相安倍晉三、東京奧委會主席森喜朗、國際奧委會主席巴赫（Thomas Bach）23 日鬆口，24 日晚間正式宣布延期，將改於 2021 年夏天前舉辦。
2020.3.25	臺灣單日新增 19 例，皆為境外移入，多屬求學、工作返台者，確診人數來到 235 人。其中包含幾起群聚案件：3 女 1 男在英國同一所學校就讀，與先前確診的案 152 同校，屬於 5 人確診的校園群聚案；埃及旅遊團已達 10 人確診。包括今日確診的空服員（案 232），目前航空業已 5 人確診者，令人擔憂是否成防疫破口。陳時中表示，空服員執勤回台後，雖然不需 14 天居家檢疫，但至少需要 5 天居家檢疫，才能執行下一趟飛行任務。也將與交通部、航空公司討論，希望機組員能與醫護人員一樣，出勤時不要混搭輪班工作，採單一組別，縮小接觸者的範圍。 因案 156 長照機構護理師發燒後，工作多天才在醫師警覺下送檢，指揮中心宣布加強管理方案： 1. 放寬醫護人員採檢條件。一旦醫護人員出現發燒或呼吸道症狀，且醫師懷疑，無法排除肺炎可能，就可以採檢。 2. 醫護人員若出現症狀，經兩次採檢陰性（須間隔 24 小時）、 若有發燒症狀則已退燒並沒有使用退燒藥超過 24 小時，經醫師評估症狀緩解，就可以上班不受 14 天限制。 3. 目前醫護人員、長照機構人員、機構住民的資料檔案都已勾跡健保卡資料，就醫時醫院都會收到警示，並加強了解是否符合擴大採檢範圍。針對的對象包括，醫院的醫事人員、社工；長照機構的照服員、工作人員、住民等；兒少機構、產後護理之家的工作人員，以及康復之家、榮民之家的照服員、工作人員與住民。 4. 加強機構管理。包含實施門禁管制、禁止訪客探視；工作人員、機構住民，每日量測體溫、留有健康狀況資料；若相關人員出現發燒或呼吸道症狀，應請假就醫，耳溫超過 38 度禁止上班。 5. 若醫療、照護機構未依以上規定執行防疫，則分別依《傳染病防治法》第 32、67 條與第 33、69 條，分別處新台幣 6 萬以上、30 萬以下罰鍰及 1 萬以上、15 萬以下罰鍰。工作人員違反，則依第 37 條第一項第 6 款，處新台幣 3 千到 1 萬 5 千元罰鍰。

2020.3.25	為了避免增加群聚感染風險，指揮中心建議各單位停止辦理室內 100 人以上、室外 500 人以上的集會活動。陳時中表示，目前都採軟性建議，萬一遇到緊急狀況，需要緊縮限制，就會採取剛性措施。 第二批武漢包機返台的 361 位民眾，今日解除隔離。民眾集中檢疫過程中，有兩人曾經發燒就醫，採檢陰性，現已退燒康復，其餘人身體狀況良好，經醫師、專家評估不需二次採檢，但返家後，需要自主健康管理 14 天。 全球已超過 40 萬人確診，英國王室也傳出感染首例，71 歲的查爾斯王子確診，但因接觸者眾無法確定感染源。白金漢宮聲明指出，女王伊莉莎白二世健康狀況良好。 截至 25 日統計，西班牙死亡人數增至 3,434 例，成為第二個超越中國死亡人數的國家。西班牙副總理卡爾沃（Carmen Calvo）亦確診 COVID-19。俄羅斯總統普丁宣布，除藥房、銀行、超市、交通設施維持營運外，全國從 3 月 28 日起至 4 月 5 日止放 9 天有薪假。
2020.3.26	臺灣單日新增 17 例，包括 15 例境外移入、2 例本土案例，都和境外移入個案有接觸。境外移入為 7 女 8 男，發病前活動地包括美國、英國、紐西蘭、西班牙、馬來西亞、摩納哥、墨西哥等國家。截至目前臺灣有 252 例確診，其中 40 例是本土，212 例境外移入。 台鐵宣布停售清明假期（4 月 1 日到 6 日）對號列車站票，避免乘客密度太高。海基會宣布，29、30 日將以華航「類包機」接回滯留湖北臺灣人。上機、下機後皆需遵守檢疫規定，回台後將集中檢疫 14 天。 美國已有 227 名美軍確診，國防部部長艾斯培（Mark Esper）下達限制移動禁令，要求海內外美軍凍結行動 60 天。紐約州疫情確診病例突破 3 萬例；白宮所在地華盛頓特區也要求人民不上街、關閉非必要店家。泰國進入緊急狀態至 4 月 30 日止，全面禁止外國旅客入境。
2020.3.27	臺灣單日新增 15 例，皆為境外移入，案例足跡多以美國（7 例）及英國（6 例）為主，臺灣累計案例達 267 例。雇主需為移工準備居家檢疫場所，今下午 4 點起實施。雇主或仲介公司引進產業移工進入本國，應於申請許可、入國簽證及移工入境辦理接機登錄時，填具「移工入境辦理居家檢疫計畫書」，提供符合一人一室、門禁管制、消毒措施的居家檢疫場所，審核通過才能引入。機構看護工、家庭看護工及家庭幫傭等社福類移工，居家檢疫期間則將統一入住政府安排的集中檢疫場所。因目前可提供床數有限，3 月 28 日起社福類雇主引進移工前，應先取得入住集中檢疫場所的證明文件後，才能引進移工。若產業類移工屬休假返鄉、再返台工作，此時則可比照社福類移工，統一入住政府安排的集中檢疫場所。 「國籍航空公司實施機組人員防疫健康管控措施作業原則」修訂完成，除增列組員違反規定將直接列入 14 天居家檢疫管制外，也增訂補充原則，要求貨機機組員返台後 3 天內、客機機組員返台後 5 天內需落實居家檢疫規定，不得派飛與外出。 全球確診數突破 50 萬人。美國確診數則突破 8.3 萬人，超越中國成為全球通報確診病例最多的國家。

2020.3.27	然而根據香港《南華早報》22 日的獨家報導指出，根據所掌握的中國政府未公開的機密資訊，至 2 月底，中國境內超過 4.3 萬人經檢測呈陽性反應，但屬於無症狀感染，未列入官方統計的確診病例。然而根據世界衛生組織（WHO）的歸類法，經檢測呈陽性都算確診病例，無論有無症狀。 英國首相強森（Boris Johnson）在 Twitter 證實已確診 COVID-19，正自主隔離。不久後衛生部長漢考克（Matt Hancock）也在 Twitter 宣布自己確診感染。
2020.3.28	臺灣單日新增 16 例，14 為境外移入、2 例為本土個案，目前 還未釐清感染源。累計確診數達 283 人。2 例本土案例中，案 268 為 50 多歲男性，自 2 月 28 日發病、3 月 25 日確診，從發病到確診的時間長達一個月，疫調相對複雜。 西班牙國王菲利普六世的表姐 Maria Teresa de Borbon y Parma，感染 COVID-19 後病逝於巴黎，是全球第一起王室成員因疫情死亡的病例。 中國暫時停止非本籍人士持目前有效來華簽證和居留許可入境。暫停非本籍人士持 APEC 商務旅行卡入境。
2020.3.29	臺灣新增一起死亡案例，為 3 月 19 日確診的第 108 案，40 多歲的奧地利捷克旅遊團領隊。另單日新增 15 例，14 例為境外移入、1 例本土案例，累計確診達 298 例。 首班「類」包機晚間 10 點 20 分抵台，接回 153 名滯留湖北者返國。政府安排由華航定期班機以類包機方式，接回滯留中國湖北的臺灣民眾，班機 29 日晚間 10 時左右降落桃園機場，153 名旅客順利返台。全球確診人數逾 66 萬，總死亡數突破 3 萬。 義大利總確診人數逾 8.5 萬，與美國（累計確診人數達 12 萬）均已超越中國。日本演藝圈確診首例，有喜劇王之稱的志村健，在臺灣時間晚上 10 點 10 分不治病逝，享壽 70 歲。
2020.3.30	臺灣單日新增 8 例、3 死。8 例中，7 例為境外傳入，1 例本土案例為桃機旅服中心員工（案 269）就讀幼兒園的兒子（案 299），該幼兒園 17 名同學停課，1 名老師已隔離。由於此 2 案感染肇因於案 269 曾被觀光局主管指示接待其自菲律賓歸國的兒子（案 277），交通部長認定有公器私用、曠職之虞，將該主管降職。 單日增 3 死，分別是院內感染指標的案 34（50 多歲退休婦女）、案 108（40多歲的奧地利捷克團導遊）、案 170（跟團至西班牙的 60 多歲旅客），有慢性病、癌症病史及肥胖因子。累計 5 死，死亡個案佔比約 1.6%。截至 3 月 29 日 298 例，正在使用呼吸器的有 9 例，重症率為 5%。若以 WHO 重症定義「嚴重肺炎或是急性呼吸窘迫症候群」，有 19 例，總計重症比例約 6.4%。
2020.3.31	臺灣單日新增 16 例，其中 14 例境外移入、2 例本土，累計案例達 322 例。新增本土案例中，一例推測為遭案 122（土耳其境外移入）感染，另一例為台師大學生，目前還找不到感染源。台師大立即宣布相關課程改採線上教學，並將於清明連假進行全校大消毒。

2020.3.31	指揮中心公布公共空間社交距離指引原則：在非特定人的公共空間，室外保持人與人之間距離 1 公尺，室內至少要 1.5 公尺。若有特別區域無法維持上述距離，就一定要帶口罩。 根據《彭博新聞》報導，目前有超過 160 個國家關閉學校，超過 90% 的學生暫時失學。現階段僅有臺灣、新加坡、古巴、美國少數幾個州的各級學生仍正常到校上課。 美國新增 865 死，創單日最高紀錄，累計死亡人數 3,873 人，超過 911 恐攻罹難人數（2,977 人）。第二班湖北「類」包機晚間 9 點 38 分抵台，載回 214 名台人。初步確認沒有人有發燒情形。全球確診數突破 72 萬，死亡數突破 3 萬人，致死率突破 4%。 西班牙總確診數突破 8.5 萬，繼美國、義大利之後超過中國。西班牙疫情指揮官、衛生部緊急應變中心主任西蒙（Fernando Simon）亦確診。日本政府、東京都政府、與國際奧委會達成協議，東京奧運確定改期至 2021 年 7 月 23 日至 8 月 8 日舉行。
2020.4.1	聯合國宣布成立新基金協助開發中國家，協助貧窮國家抵禦疫情，以防未來病毒再度反撲。祕書長古特瑞斯（Antonio Guterres）表示，COVID-19 大流行是自二次世界大戰以來最嚴重的全球危機。 蔡英文總統表示，臺灣將會在口罩、藥物、技術三項目對國際提供協助，包括捐贈 1000 萬片口罩給疫情嚴重的國家並分享臺灣大數據分析系統等防疫經驗和技術。在總統宣布口罩援助後，荷蘭、英國、法國、比利時、波蘭和歐盟等駐台機構，陸續感謝臺灣捐贈，「#Taiwanhelps」成為這波疫情的新熱門關鍵字。 臺灣單日增 7 例，皆為境外移入，累計案例達 329 例。旅遊史分別為美國（6）、英國（1）。 交通部觀光局提出「安心防疫旅館」專案，每房每日補助業者 1000 元，同時公佈「『COVID-19（武漢肺炎）』因應指引：防疫旅館設置及管理」，4 月 1 日上路，6 月 30 日截止。 因屢傳居家檢疫違規事件，指揮中心宣布，只要違規被抓一次，就送集中檢疫所，除取消隔離補償並罰款，還會加徵住宿、飲食費。另外，來台禁止轉機規定延長至 4 月 30 日 24:00。 溫布頓網球錦標賽主辦單位 All England Club (AELTC) 宣布取消今年事，第 134 屆溫網將改於 2021 年 6 月 28 至 7 月 11 日舉行。這是二戰以來首次取消。
2020.4.2	臺灣單日新增 10 例，8 例境外移入、2 例本土：2 例新增本土個案中，一名為北部 50 多歲女性社區保全（案 336），目前感染源不明；另一名為北部 50 多歲男性（案 335），曾與自印尼返國確診者（案 291）喝咖啡 1 小時。 行政院通過第二階段紓困方案，追加 1,500 億，總計規模達 1 兆 500 億元。紓困方案包括「艱困企業員工薪資補助 4 成」、「降低勞工貸款利率」、「企業紓困貸款」等。

2020.4.2	4 月 3 日起，入境旅客在 14 天內有發燒或呼吸道症狀等，除了要在機場配合採檢，需先在集中檢疫所等待採檢結果，居住期間不收費。結果陰性者，可回家居家檢疫。陽性則後送醫院進行隔離治療。醫療機構因應 COVID-19(武漢肺炎) 陪病及探病管理原則」修改為禁止探病，但陪病者依然維持 1 人。 全球累計確診逾 93 萬，已有至少 4 萬 7 千人病逝。WHO 祕書長譚德塞（Tedros Adhanom Ghebreyesus）表示，過去一週全球死亡病例增加了一倍多，憂心未來幾天恐將看到 100 萬確診病例和 5 萬死亡病例。西班牙新增 950 起死亡病例，創單日新高紀錄，累計超過 1 萬人死亡。美國上週初領失業救濟金人數大增至 328 萬人，4 月 2 日更大增約 2 倍，飆升至創紀錄的 664.8 萬人；連續兩週共 990 萬人，是整體就業人口的 6%。2 月底時僅 0.6%。
2020.4.3	全球疫情嚴峻，確診人數破百萬大關，死亡人數超過 5.1 萬，治癒人數則為 20.8 萬。 臺灣單日新增 9 例，包含 7 例境外移入，2 例本土病例，總確診數來到 348 例。其中一例本土案例是一名 40 多歲的女性（案 347），和 2 日確診的保全（案 336）疑有因參與團購而接觸、交談 20 分鐘。另一名本土個案則是 60 多歲女性（案 343），近期無出國史，但先生 3 月 17 日自美國返台，她 4 度就醫才確診。此外，17 人奧捷團先前已有案 61、72、104、108 確診，其中導遊（案 108）死亡、2 名重症，2 日、3 日再增一對夫婦在隔離期滿後才確診，累計此起群聚已有 6 例。 指揮中心宣布，包含高鐵、台鐵、捷運、客運的大眾運輸工具將要求乘客戴口罩，若沒有戴口罩會先予以勸導，勸導不聽者，根據《傳染病防治條例》罰款 3,000 至 15,000 元，若民眾擾亂秩序，則按照《社會秩序維護法》開罰。相關處分及實施日期，已請交通部研議，另行公布。 美國的確診案例逼近 27.4 萬人，佔全球四分之一。單日新增 1,094 例死亡，創下目前美國單日最高紀錄。根據《CNN》報導，美國總統川普被敦促思考全國在家限令的可能性。德國有 8.4 萬確診，繼美、義、西之後正式超過病毒發源地中國的公布案例數。新加坡累計確診破千，約四分之一案例感染源不明。總理李顯龍宣布 4 月 5 日開始家戶發送可重複使用的口罩，4 月 7 日將開始一個月的半封城措施。
2020.4.4	臺灣新增 7 起病例，其中 6 例境外，1 例本土，總計達 355 案。6 名境外個案為 2 男 4 女，年齡介於 20 多歲至 60 多歲，發病前活動地點分別有瑞士、美國、德國、英國及南美洲。本土個案（案 352）是 40 多歲的男性，近期無出國史，活動地點以住家及工作為主，目前尚未找到感染源。 指揮中心於早上 11 點 40 分發出兩則國家級警告的簡訊，呼籲民眾應配戴口罩，保持社交距離，其中一則單獨針對墾丁大街提醒人潮壅擠暫勿前往，另一則針對阿里山森林遊樂園、花蓮東大門夜市等 10 處景點。 台鐵、高鐵 5 日起調整車廂服務內容，全面暫停便當、熱飲與零食的販賣服務，車廂內的自動販賣機也停止銷售，並勸導乘客不要在車上食用。

2020.4.5	臺灣新增 8 名病例，皆為境外移入，總計達到 363 例。新增個案中，1 人為本土個案同住家人，1 人與摩洛哥旅遊團群聚相關，3 人與奧捷旅遊團群聚相關。境外移入的奧捷團 17 名團員已有 6 人確診，因該團確診比例高，指揮中心遂針對團員進行採檢，今公布增加 3 人確診，3 人返國後至今均無症狀（案 359、案 360 經 X 光檢查顯示肺部有輕微浸潤）。其他 8 名團員均陰性。 由於計程車屬於準公共運輸，車內難以維持社交距離，指揮中心自今起要求計程車乘客必須配戴口罩，如果不戴，司機有權拒載，否則也可依照《傳染病防治法》規定，開罰乘客 3,000 元至 1 萬 5 千元罰鍰。搭乘計程車的乘客如未配戴口罩，計程車司機可拒絕載送。 法國確診人數突破 9 萬人，繼德、美、義、西之後正式超過病毒發源地中國的公布案例數。
2020.4.6	臺灣單日新增 10 名病例，9 名為境外移入，其中 3 名是搭乘 3 月 30 日自美國紐約返台的華航 CI011 航班，該班機已有 9 名乘客確診感染（案 325～329、346、364、370、371）；1 本土個案為 4 歲男童，受到同住爺爺奶奶感染（案 343、356），其就讀的公立幼兒園即日期全面停課 2 週。目前全台共 373 人確診。 指揮中心宣布，清明連假前往擁擠景點者，一律自主健康管理 14 天，並應盡量在家上班；若有旅遊史、出現症狀者，擴大採檢且禁止上班上課。 此外，也將修改居家檢疫書規定，規定居家檢疫者不得接見訪客。近期確診者近兩成出現腹瀉症狀，指揮中心腹瀉納入 COVID-19 臨床症狀，但強調腹瀉是常見症狀，民眾如果沒有特別接觸史、旅遊史，不需要太擔心。 口罩實名制 4 月 9 日起升級。領取口罩週期改為 2 週，兒童 14 天可領 10 片，大人 14 天領 9 片，不再分身分證號碼單雙號，每天都可以購買。 此外，也開放可寄送口罩給在國外的二等親，每 2 個月 30 片。若民眾想將口罩寄送給國外二等親屬，可線上申請或親自前往經濟部貿易局，提供寄件人、收件人、身分證字號等資料，內政部系統將查核親屬關係，民眾可在收到有許可證號碼的簡訊後寄送口罩。 全球確診數突破 127 萬，死亡數突破 6.9 萬人。英國女王伊麗莎白二世（Queen Elizabeth II）罕見向全英協發表電視談話，鼓勵人民團結戰勝疫情，這是她在位 68 年，在英國遭遇危機、哀痛之際第四度發表特別演說。在此之前，女王只在波斯灣戰爭、戴安娜王妃葬禮、其母后葬禮時曾發表過特別演說。
2020.4.7	臺灣單日新增 3 例，均為境外移入，其中一例是華航 CI011 航班乘客，該班機已 10 人確診。包含機組員現均列為居家隔離對象。中央流行疫情指揮中心提出醫療院所防疫 6 大策略：擴大檢驗量能、加強採檢高風險對象、擴大設置專責病房、病床盤點整備、徵用集中檢疫所，以及設置住院分流轉送制度。

2020.4.7	新加坡今起開始一個月的半封城，直到 5 月 4 日，包括關閉非必要服務的工作場所、各級學校全面實施在家上學等，居民還是可以出門，但建議盡量待在家中。日本首相安倍晉三正式對東京、神奈川、埼玉、千葉、大阪、兵庫、福岡發布緊急狀態宣言，效期將從 4 月 8 日起至 5 月 6 日止。此 7 大行政區的首長（知事），將可「要求」民眾及企業不要外出或停止營業，但沒有強制力與罰則。
2020.4.8	臺灣單日新增 3 例，2 例境外移入，分別為 20 多歲在西班牙就學的女性（案 377）及 60 多歲前往印尼探親的女性（案 378）；1 本土個案是北部 30 多歲女性，目前感染源不明，4 月 4 日出現發燒、流鼻水症狀就醫，由醫院採檢通報。累計 379 人確診。 封城 76 天後，中國湖北省武漢市終於解封，進出武漢的交通管制點撤除，但民眾仍需憑健康碼綠碼進出小區與搭乘海陸空大眾運輸。繼義大利、西班牙、美國後，法國因疫情死亡的人數也超過 1 萬人。美國海軍共有 11 艘現役航空母艦，目前已有 4 艘航艦官兵確診，分別是羅斯福號、雷根號、卡爾文森號和尼米茲號，都部署在印太地區。 法國航母戴高樂號亦傳出群聚感染，全球共 5 艘航艦染疫。
2020.4.9	全球確診人數超過 150 萬，死亡 8.8 萬人。臺灣新增 1 例本土個案，為 3 月 30 日確診的台師大男學生宿舍同寢室的 20 多歲室友，無症狀但檢驗陽性。目前總確診 380 人。 兩學生確診的台師大全校各系所自 4 月 6 日起至 17 日已實體停課，改採遠距教學。而 109 年度個人申請第二階段甄試，將全面改採書審，取消面試及筆試。 各縣市地方政府列管八大行業場域中，有男、女陪侍之酒店及舞廳，即日起全面停業，未設停業期限。 5 月登場的四技二專統一入學測驗及國中教育會考，考場人員及考生全面配戴口罩，否則禁入試場。進考場前必須量體溫，發燒考生需至「備用試場」應試，除事先申請的身心障礙／重大傷病考生，考場不開放親友陪考。 中國教育部宣布暫停今年各地各學歷層級畢業生到臺灣升學就讀試點工作；對已在臺灣高校（大學）就讀並願繼續在台升讀的陸生，可依自願原則在臺灣繼續升讀。 美國單日 1,922 人死亡，創單日新高。芝加哥庫克郡監獄出現逾 400 例確診，是美國醫療設施以外最大規模的已知感染源。日本新增 576 例確診，其中東京添 181 例，雙雙創下單日新高。印尼新增 337 例確診、40 例死亡，雙雙創下單日新高。新加坡新增 287 例確診，創單日新高，逾半數與 S11 榜鵝外籍勞工宿舍感染群有關。俄羅斯新增 1,459 例確診，創單日新高；累計確診數破萬。匈牙利政府宣布無限期延長全國封鎖。 韓國新增 39 例確診，創 49 天來新低。韓國政府宣布，13 日起暫時取消 90 國的短期免簽入境待遇，包括臺灣、紐西蘭、馬來西亞、新加坡、泰國、澳洲、香港、澳門、義大利、德國、西班牙和法國等。

2020.4.10	臺灣新增 1 起死亡案例，為 70 多歲埃及旅遊團成員，有慢性病史。埃及團含接觸者共 10 人確診，同團另有一人也重症，使用呼吸器。另新增 2 起確診案例，皆境外移入。其中一例為華航台北紐約班機乘客。該班機已累計 11 人確診。案 382 為案 378 的先生，夫妻去印尼探親，妻子先確診，先生至今無症狀，4 月 7 日衛生單位安排接觸者採檢才確診。臺灣累計 382 人確診，其中 6 人死亡，死亡率 1.57%。 指揮中心針對遊樂場、主題樂園、風景區、夜市、菜市場、商圈、百貨公司與寺廟等場所，提出進一步人流管制説明：風景區、國家公園、大型風景區等，以周邊停車場做管制依據，達到 50% 就會禁止進入停車，發出在地性簡訊，通知附近民眾導引做人流疏散，也會搭配周邊道路系統，在電子看板上提出適當警訊，讓用路人知道要前往的地點已經達到一定人數。 夜市、菜市場規劃為單一出入口，依夜市、市場通道與行走空間計算流量。攤商、消費者都要全程佩戴口罩，不建議民眾邊走邊吃，相關攤商自治會要提出總量管制計畫，取消試吃活動，拉開攤位安全距離。若用餐位置無法有效區隔，要採隔板、減少座位數，熱門攤位要劃設地面排隊標示。 寺廟參拜部分，將輔導參拜路線單一化、管控參拜廳人流，避免人流交錯。針對旅宿業者，連假前會請業者提供訂房數字，讓指揮中心了解人流；訂房率較高的飯店業，要做好用餐和人流分隔措施。 日本東京都政府籲請 6 大行業及設施歇業，包括酒店、電影院等 11 日起暫時歇業；愛知縣自行發出「緊急事態宣言」，期間至 5 月 6 日為止。印尼政府將 5 月底開齋節後的 4 天連假，延後到 12 月底，並鼓勵民眾延後返鄉。馬來西亞宣布延長行動管制令期限，從原定的 4 月 14 日延至 28 日。西班牙政府已將封鎖時間延至 4 月 25 日。 義大利宣布封鎖期限延長至 5 月 3 日。南非將封鎖措施效期延長兩週，至 4 月底為止。迦納國內兩個重要區域的封城措施再延長一週。
2020.4.11	全球確診人數超過 170 萬，死亡 10 萬人。美國死亡病例超越 2 萬，成為全球最多，美國史上首次 50 州全數進入災難狀態。臺灣單日新增 3 例境外移入，分別為 60 多歲男性（案 383）、70 多歲男性（案 384）及 20 多歲女性（案 385），累計 385 例。
2020.4.12	臺灣新增 3 例確診案例，兩例是境外移入（案 387、案 388），一例是本土個案（案 386），累積確診 388 例。
2020.4.13	臺灣新增 5 例境外移入，4 人為珊瑚公主號郵輪旅客（案 389 至 392）、1 人（案 393）為案 384 家人，長期旅居美國的 60 多歲婦人。累積確診 393 例，114 人解除隔離。3 月 29 日以「類包機」模式返台的 153 名滯留湖北國人均採檢陰性，結束 14 天的集中隔離檢疫返家。

2020.4.13	行政院召開「醫藥防疫科技研發」記者會說明臺灣在快篩、藥物、疫苗發展的各項進度：工研院將在 4 月底前完成「手持分子快篩系統」樣本測試，預計 7 月正式量產。可在罹病者「感染期使用」的抗原檢測免疫快篩，可望在 2 至 3 個月內，與廠商合作進入量產。適用於感染者「恢復期使用」、進行公衛及流病調查的抗體檢測，最快半年進入量產。疫苗研發方面，共建立胜？疫苗、DNA 疫苗、重組病毒疫苗、次單位疫苗、奈米疫苗、減毒牛痘病毒疫苗等六大技術平台，5 月將擇定候選疫苗。 法國總統馬克宏宣布，禁足令將延長至 5 月 11 日。義大利新增 566 起死亡病例，累計死亡人數突破 2 萬名，全球第 2 多，僅次於美國，但重症病患人數連續 10 天減少，同時確診病例增加速度也已趨緩。美國羅斯福號航空母艦 1 名水兵死亡，為艦上染疫死亡首例。 世界衛生組織（WHO）表示，新型冠狀病毒比 2009 年全球大流行的新流感（H1N1）還要致命 10 倍，強調必須要有疫苗才能完全阻斷傳播。
2020.4.14	臺灣迎來自 3 月 9 日來、睽違 35 天的零確診。4 到 8 歲小童立體口罩 15 日起試辦透過 eMask 口罩預購系統預訂，必須使用 16 歲以下兒童的健保卡才能購買。 觀光局公布第二波紓困措施，總計投入 90 億元，補貼觀光產業人員薪資，包括飯店旅館、民宿、旅行社、遊樂業與導遊領隊等，預計 16 萬人受益。 農委會也針對農漁民團體祭出員工薪資補貼，估計有 5 萬人受惠，其中包含受災最嚴重的花卉種苗產業、營業額衰退的休閒農業等，以及經認定營運困難的漁船主，補貼外籍船員，每月 1,900 元，共 3 個月。
2020.4.15	臺灣單日新增 2 例境外移入。其中一名是華航紐約返台班機 CI011 乘客，此班機已累計 12 人確診。目前累積 395 例確診個案。 防疫無國界，外交部 15 日舉行太平洋 4 友邦醫療口罩捐贈儀式，援贈醫療口罩共 8 萬片給帛琉、馬紹爾、諾魯、吐瓦魯等 4 個太平洋友邦。 衛福部醫事司擴大防疫津貼獎勵對象，修正「執行嚴重特殊傳染性肺炎醫療照護及防治發給補助津貼及獎勵要點」，將本來僅適用醫護人員的津貼，擴大至放射、感控、呼吸治療師、行政、社工與清潔人員；也增加醫療機構獎勵，追溯自今年 1 月 15 日生效。 民間人士發起的「#ThisAttackComesFromTaiwan」募資廣告登上《紐約時報》頭版，世界衛生組織大動作以 13 點回應，包括 WHO 數十年間與臺灣當局有經常性的技術交流、未排除臺灣方參與 COVID-19 疫情討論、雙方有彼此互動交流的窗口、管道等。 外交部則反駁臺灣 10 年來申請參加 WHO 會議 7 成被拒，呼籲 WHO 儘速與臺灣直接研商，邀請臺灣以觀察員身分出席本年 WHA。 美國川普宣布停止捐助 WHO。

2020.4.15	WHO 派遣專家與臺灣單獨電聯 1 小時，交換疫情資訊與細節，臺灣並表明希望能參與包含疫苗研發等 WHO 活動與會議，WHO 並未立刻答覆，但表示會回去研議。這是臺灣與 WHO 在 COVID-19 議題上成為焦點後，WHO 與臺灣首度直接溝通。 全球確診數突破 196 萬，死亡案例突破 12 萬。印度確診數突破 1 萬，宣布全國封鎖措施將延長到 5 月 3 日。泰國民航局宣布，入境客運航班禁令再度延長，至 4 月底。自 3 月 12 日起全面停課的丹麥，宣布自 4 月 15 日起解除停課，成為歐洲第一個復課的國家。芬蘭也在 3 週的封鎖後，宣布解除首都的交通限制，是第一個鬆綁防疫限制的北歐國家。
2020.4.16	臺灣無確診病例，連 4 日無本土案例。全球確診數突破 200 萬例，死亡突破 13 萬例。日本宣布擴大全國實施緊急狀態，由原先的東京、大阪等 7 個都府縣，擴展到全國共 47 個都道府縣，將持續到 5 月 6 日。 澳洲宣布限制民眾行動，關閉學校、餐廳及夜店等防疫措施，將再延長至少 4 週。 英國宣布，禁足令將延長至少 3 週。美國紐約州長宣布，居家防疫延長至 5 月中，大眾交通工具乘客與駕駛都須以口罩等方式遮住口鼻。
2020.4.17	臺灣今日零確診，第 2 天沒有新增病例。 美國《時代》雜誌（TIME）最新一期邀請蔡英文總統等 100 位名人針對疫情撰寫專文，蔡英文以「臺灣總統：我的國家如何預防 COVID-19 大爆發」為題分享防疫經驗，強調臺灣擁有數一數二的醫療體系與研發能力，並願意與全世界攜手合作，文末以「Taiwan can help」作結。 文化部宣布，第 31 屆金曲獎延到 10 月舉行，入圍名單順延到 7 月中旬公佈。「2020 金曲國際音樂節」系列活動全數取消。 全球確診數突破 215 萬，死亡突破 14 萬例。馬來西亞新增 69 起確診病例，創一個月來新低；累計 2967 人康復出院，康復率 56.5%，創下新高。 奧地利將逐步放鬆疫情管制措施，5 月中旬全國博物館和部分其他文化空間將恢復開放，但節日慶典這類多人群聚的大型活動將持續禁止，直到 8 月 31 日。 中國武漢市疫情防控指揮部公開訂正數字：確診病例數增加 325 人，從 5 萬 08 例增至 5 萬 333 例；死亡病例修正新增 1,290 人，從原先的 2,579 人上修為 3,869 人，承認醫療機構有「遲報、漏報、誤報」病例的事實，主因有多起重複就診、跨區就診，或是延遲通報病例。中國外交部發言人趙立堅稱問題都出在醫護人員和醫院方面，官方是不容許瞞報。

2020.4.19	臺灣單日新增 3 名確診，是臺灣首見軍艦確診案，3 人皆在同艘軍艦，2 名同寢室實習生，1 名軍人，總確診案例來到 398 例。 該軍艦共有 337 人，同隊者共有 3 艘軍艦，合計 700 多人，2 月 21 日登艦、3 月 12-15 日停靠帛琉，4 月 9 日返台後，全員在港邊隔離 6 天才下船。3 名患者在船上即有症狀，下船後自行就醫才確診。國防部已緊急召回，全數集中入住檢疫所隔離並採檢。 18 日零時起，自歐美返台民眾，家中有下列 2 種狀況者，必須入住防疫旅館，不能居家檢疫；21 日零時起，東南亞返台者比照辦理： 1. 同住者有 65 歲（含）以上長者、6 歲（含）以下幼童、慢性疾病患者（如心血管疾病、糖尿病或肺部疾病等）；2. 無專用房間、專用衛浴設備者。民眾登機前應主動出示符合居家檢疫條件的資料，若申報不實，最 高可罰 15 萬元。 臺灣新增 22 例確診，21 例是敦睦艦隊實習生與軍人。3 例有症狀，其餘皆無症狀。海軍中將副司令梅家樹以沒做好防疫工作向社會大眾致歉，此外，國防大學政戰學院與海軍官校明（20 日）起停課兩週。 另一例境外移入為 20 多歲男性（案 400），自美國返台，4 月 10 日發病、17 日抵台採檢、今日確診。總計 420 例確診。即日起，藥局、衛生所週日可以休息不營業。 全球確診數突破 230 萬例，死亡突破 16 萬人。韓國新增確診人數為 8 位，是自 2 月 18 日後首度出現的個位數確診。過去韓國曾出現單日確診 909 例的紀錄。俄羅斯單日增 6,060 例確診，累計破 4 萬例。
2020.4.20	臺灣新增 2 例確診，均為境外移入。目前共 422 例確診。 湖北第二批類包機返台，有 231 名旅客，14 名機組員，其中 3 人前往醫院，檢驗都陰性。其餘旅客分別前往 2 處集中檢疫所檢疫 14 天。 敦睦艦隊疫調結果出爐，24 位確診個案中，7 人無症狀，其他個案最早於 4 月 1 日發病，多數人集中在 4 月 11 至 18 日發病，半數以上有發燒情形。由於確診個案共曾到訪 10 個縣市、90 多處公共場所，指揮中心針對在附近的 21 萬民眾發出簡訊，希望收到的民眾能自主健康管理 14 天，有症狀則撥打 1922。 全球確診突破 240 萬、死亡人數突破 16 萬 5 千人。新加坡首度單日新增確診破千，境內確診總數亦突破 8,000 例，成為東南亞確診最多國家。部分國家疫情開始走緩。德國部分商家 20 日重新開張；瑞士、紐西蘭下週放寬限制；比利時、泰國正考量是否逐步解除封鎖。韓國單日確診數穩定下降，其中首爾時隔 47 天出現零確診，韓國政府鬆綁社交距離規範。 受疫情影響，原油需求大降，期貨交易價格更史上首次跌成負數，美國西德州中級原油（West Texas Intermediate，WTI）下跌超過 100%，每桶價格為 -37.63 美元。

2020.4.21	臺灣敦睦艦隊增 3 例確診，皆為磐石艦的軍人及實習生，一採都是陰性，二採才確診，研判是因為感染已久，出現「時陰時陽」情形，已對艦上官兵全面採血，釐清有無抗體。總計臺灣已有 425 例確診，其中磐石艦就有 27 人。 大學招聯會常委會決定，考慮會有學生因疫情影響無法參與 7 月 3 日至 5 日的指考，7 月 20 日至 22 日將舉辦指考補考。須檢附確診等相關證明。這是史上第二次採取補考措施，第一次是 2004 年敏督利颱風。 紓困與振興預算追加 1,500 億，來到 2,100 億；另可視疫情需要再編列特別預算，以 2,100 億元為上限，等於最高額度為 4,200 億。 受到疫情影響者領取的補貼、補助、津貼、獎勵及補償，免納所得稅。行政院預估可協助 300 萬名民眾。 新加坡總理李顯龍宣布，阻斷措施將延長到 6 月 1 日。今日新加坡新增 1,111 例確診，絕大多數是住在外籍勞工宿舍的工作准證持有人。
2020.4.22	臺灣敦睦艦隊再增 1 例確診，為磐石艦實習生，於 3 月 23 日出現咳嗽等症狀，26 日發燒，服藥後症狀改善並恢復。4 月 18 日一採陰性，後又出現鼻塞、嗅覺異常，19 日再次採檢確診；此個案先前接受血清檢測，抗體呈陽性，顯示病毒量已很低。 另一方面，華航 CI011 班機 12 人確診案與酒店女公關案均結案。目前臺灣 426 例確診，磐石艦官兵佔 28 人。 針對敦睦艦隊染疫，蔡英文總統發表公開談話，以三軍統帥身分道歉，並要求國防部以誠實作為最高原則，須在最短時間內釐清真相、改正錯誤，儘速補上防疫漏洞，讓國人安心。 海軍敦睦艦隊 28 名成員確診武漢肺炎，造成社會恐慌，總統蔡英文 22 日上午在總統府敞廳發表談話，回應近日疫情提問。口罩實名制 3.0 上路，可直接帶健保卡至超商預購繳費，手機、電腦網路預購也可立即繳費。 全球確診突破 255 萬、死亡人數突破 17 萬 7 千人。新加坡確診數破萬。印度確診破兩萬，但確診病例翻倍速度已減緩。美國總統川普宣布已簽署命令暫禁移民入境美國，以保障國內工作機會。
2020.4.23	臺灣敦睦艦隊再增 1 例確診，是一名 20 多歲的磐石艦軍人。他於 4 月 19 日陸續出現喉嚨癢痛、咳嗽等症狀，21 日採檢後確診。 目前針對磐石艦案的採檢較其他案件更積極，指揮中心發言人莊人祥說，現已提醒地方衛生局，磐石艦確診個案的親密接觸者，在隔離 5 天後，須由衛生局安排，透過救護車或民眾自行開車，送醫採檢。目前磐石艦上已有 29 人確診。 近期有許多國外研究提到，腳底水泡可能是 COVID-19 的症狀。對此，指揮中心專家諮詢小組召集人張上淳表示，根據各醫院主治醫師回報，有發現部分病人出現類似情況；日前已解除隔離的個案，也曾有一段時間出現水泡。 「限縮兩岸航空客運直航航線」與「全面禁止旅客來台轉機」政策延長執行，視疫情變化決定何時解禁。

2020.4.23	因應磐石艦案調撥集中檢疫所空間，指揮中心宣布，集中檢疫所 4 月 21 日至 5 月 5 日暫停收治移工。不過，仲介或雇主依然可以提出一人一室空間來申請移工入境。 英國牛津大學疫苗研發展開首次人體試驗，希望能在今年秋天，廣泛提供有效疫苗。西班牙封城措施延至 5 月 9 日，但放寬禁令允許兒童短暫出外散 步。 馬來西亞第 3 度展延行動管制令兩週，延長至 5 月 12 日。
2020.4.24	臺灣敦睦艦隊再增 1 例確診，為 30 多歲男性，4 月 18 日至集中檢疫所隔離採檢，一採結果陰性，22 日出現嗅覺異常、流鼻水、鼻塞等症狀，23 日再次採檢，今日確診。目前磐石艦已有 30 人確診。臺灣累計確診 428 人，其中 6 人死亡，264 人解除隔離。目前有 3 例使用葉克膜，10 例使用呼吸器。
2020.4.24	17 年前的今天，和平醫院因為 SARS 院內感染封院，SARS 戰役結束後，和平醫院成為疾管署指定的感染症專責醫院。時任台大醫院感染管制小組負責人、現任指揮中心專家諮詢小組召集人張上淳表示，對比 17 年前，整體國家防疫作為有很多進步，臺灣民眾素養也提升。 印尼即日起限制陸海空運的旅客運輸，疫區內國內航班暫停至 6 月 1 日，不包括國際航線。菲律賓當局宣布，大馬尼拉區強化社區隔離延長到 5 月 15 日。波蘭政府延長各級學校和幼兒園停課令，至 5 月 24 日為止。
2020.4.25	臺灣敦睦艦隊再增 1 例確診，為磐石艦 20 多歲實習生，一採陰性，但血液抗體呈陽性，二採確診，磐石艦已有 31 人確診。 指揮中心宣布，居家隔離／檢疫者因二親等親屬身故或重病，可向地方衛生局申請外出奔喪或探視，流程規定如下： 1. 居家隔離 / 檢疫第 5 天後且無症狀者，可提出申請；2. 經審查符合資格，且取得醫院同意探病後，由衛生局安排至指定醫療院所自費採檢；3. 取得檢驗陰性報告 2 天內，經醫院同意後由衛生局安排外出，1 次 1 小時為限；4. 外出時需全程佩戴口罩並保持安全社交距離，不得搭乘大眾運輸工具。
2020.4.26	臺灣今日無確診。已 14 天沒有本土病例，確診數維持 429 例。 敦睦艦隊 744 名官兵抗體檢驗報告出爐，不過 3 實驗室結果有落差，仍在判讀結果。 針對部分國家如義大利、德國與英國等，出現鼓吹自願感染以取得免疫，藉此形成群體免疫的想法，WHO 呼籲，康復者免疫不再被感染，目前無證據支持。目前全球唯一開始實施免疫護照制度的國家是智利。 沙烏地阿拉伯國王下令，即日起到 5 月 13 日，除聖城麥加和毗鄰地區外，各地上午 9 時至下午 5 時不實施宵禁，恢復部分經濟活動。義大利當局表示 9 月學校將恢復上課，許多商家可於下週恢復營業。

2020.4.27	臺灣今日無確診。已 15 天沒有本土病例，確診數維持 429 例。 但有 1 個案上週出院後，出現胸悶症狀再返院，檢驗出非常低的病毒量，再次住院，是首例 3 採陰復陽。 疫情期間，民眾在兒童樂園遊憩時仍戴著口罩，保持一定社交距離。因應 51 勞動節連假，交通部宣布透過「1968」APP 提供 175 個熱門觀光景點的車流、人潮警示提醒。臺灣民眾可透過「全民健保行動快易通」App，捐出過去未領取的口罩響應人道救援。 英國首相強生於 3 月 27 日確診，經過一個月的治療、出院療養後，重返工作崗位。日本加強邊境管制措施，4 月初禁止來自臺灣、中國、美國等 73 國的外籍人士入境，今天擴增俄羅斯、卡達等 14 國共 87 國，禁令實施延至 5 月底。尼泊爾決議延長全國封鎖措施 10 天。紐西蘭警戒層級從最高第 4 級調降一級，部分商業活動、外帶餐飲服務及學校可重啟。 美國疫情重災區紐約州，州長古莫（Andrew Cuomo）表示，經過擴大對民眾進行抗體檢測，顯示紐約市至今已有近 1/4 市民感染。
2020.4.28	臺灣連續 3 天無確診病例。已 16 天沒有本土病例。 針對甫於 3 月 24 日宣布延期至 2021 年 7 月 23 日開幕的東京奧運，東京奧運組織委員會主席森喜朗受訪表示，若到明年疫情仍未消失，奧運也不會再往後推延，他直言，「這種情況下，將予以取消。」 新型流感藥物法匹拉韋被視為對治療 COVID-19 具療效，日本政府決定將無償提供法匹拉韋給荷蘭、菲律賓等 38 國。 紐西蘭解除長達 1 個月的封城措施。澳洲第一階段鬆綁，人口最多的新南威爾斯州放寬部分行動限制。香港公務員恢復正常上班；入境人士隔離檢疫 14 天措施延長至 6 月 7 日。泰國延長緊急狀態至 5 月底，但地方政府可視各地方疫情逐步解除公共場所和商業活動的限制。
2020.4.29	臺灣連續 4 天零確診，連 17 天沒有本土案例，維持 429 例確診，其中，7 名患者使用呼吸器，包含 3 名依靠葉克膜。因疫情順延的全國中等學校運動會，已決議在指揮中心宣布疫情結束的兩個月後舉辦。 美國確診數破百萬，死亡數超過 5.8 萬人，超過美軍在越戰的陣亡數量。
2020.4.30	臺灣連續 5 天零確診，連續 18 天沒有本土案例，維持 429 例確診。 指揮中心擬緩步解禁防疫限制，推出「防疫新生活運動」，希望民眾維持個人衛生習慣，就能放心參與各項戶外娛樂活動。全球確診數突破 310 萬，死亡數突破 22 萬。

2020.5.1	臺灣連續 6 天零確診，連 19 天沒有本土案例，維持 429 例確診。 今開放長照機構探親，每天限一組訪客，不得超過 3 人。 疾管署與台大公衛學院教授林先和團隊合作，利用臺灣前 100 例確診病例及其密切接觸者的追蹤資料，分析密切接觸者在何種情境及時間點的接觸，被感染發病的風險最高，指出確診者發病一週內病毒傳染力最高，此結論獲刊於《美國醫學會內科醫學期刊》。 全球確診數突破 325 萬，死亡數突破 23 萬。印度政府宣布，全國封鎖措施延至 17 日，受疫情影響較小的橙色、綠色地區將放寬限制。土耳其總統艾爾段宣布，境內 31 省即日起封鎖 3 天。新加坡樟宜機場暫時關閉第二航廈 18 個月。南非 4 月 30 日結束第 5 級全國封鎖，5 月 1 日開始放寬某些限制措施，居民可外出跑步、散步、遛狗、騎車。
2020.5.2	臺灣新增 3 例境外移入案例，連續 20 天沒有本土案例，目前 432 例確診。案 430 是名 60 多歲女性，2 月 22 日獨自前往澳洲旅遊，3 月 24 日自澳洲前往日本，4 月 9 日起反覆出現發燒、咳嗽、嘔吐症狀，4 月 30 日返國入境時主動告知曾有症狀，由機場檢疫人員採檢通報。案 431 與 432 為一對夫婦，2 月 11 日至塞內加爾工作，並陸續於 4 月 26 日、27 日出現全身倦怠及咳嗽等症狀，5 月 1 日返國入境時因仍有咳嗽症狀，由機場檢疫人員採檢通報。 歐洲累計超過 150 萬起確診病例，占全球近半，是疫情最嚴重的一洲。死亡人數超過 14 萬。
2020.5.3	臺灣磐石艦增 4 例確診，目前確診 436 例，分別為 346 例境外移入、55 例本土病例及 35 例敦睦艦隊。敦睦艦隊採檢結果中，4 磐石艦成員陽性，皆無症狀；其中康定艦與岳飛艦成員共 367 人，明天解除隔離返家後，繼續自主健康管理 7 天。磐石艦 346 人，4 日將再次採檢，陽性送醫，陰性則返家自主健康管理。 指揮中心和國防部決定，海軍長期巡弋的船艦率先配置簡易型 PCR，未來更考慮在營區、陣地或港口配置，針對疑似病例快篩。 全球確診突破 340 萬，死亡人數突破 24 萬。泰國連續第 7 天確診個位數，今起 6 大類場所重新開放，包括市集；百貨公司 以外的餐廳、咖啡廳、路邊攤、小吃店；雜貨店或小型商店；非群聚型的運動場所如公園、網球場和高爾夫球場；理髮廳和 美髮沙龍；寵物美容和照護店。

2020.5.4	臺灣新增 2 例確診，一為境外移入，一為磐石艦官兵，案 437 自美國入境，隔離期滿後才出現症狀，一共檢驗 4 次才確診。目前共確診 438 例。磐石艦 345 名官兵再次 PCR 採檢結果出爐：新增 1 無症狀感染者，其餘 344 人檢驗陰性、解除隔離，但仍需持續自主健康管理。 漁船、商船防疫升級，取消返港前 30 天無接觸史可免檢疫規定，只要有入境，即須居家檢疫 14 天。即日起，所有入境民眾若同住者有 65 歲（含）以上長者、6 歲（含）以下幼童、慢性疾病患者（如心血管疾病、糖尿病或肺部疾病等），或無個人專用房間（含衛浴設備）者，入境後應入住防疫旅館。經查資料申報不實者，最高可罰 15 萬元。 全球確診人數超過 350 萬人，雖然疫情仍是進行式，但各國陸續鬆綁管制。伊朗重新開放無疫情地區內 132 個城市的清真寺。義大利開放公園，但仍維持社交距離措施；人們可有限度拜訪親戚。西班牙要求民眾在大眾運輸上戴口罩，並初步試驗重新開放商業活動。比利時宣布未對民眾開放的企業，員工可返回辦公室，民眾在大眾運輸工具上有義務戴口罩。 馬來西亞中央政府宣布，放寬行動管制令，包括一個家庭最多可 4 人共車外出、可載客 40 人的巴士容許載送最多 20 人。但有 8 個州屬宣布繼續維持州內行動管制令。越南連 17 天未傳本土確診病例後，學童重返校園。奧地利各級學校即日起，陸續恢復上課。日本決定將全境實施的「緊急事態宣言」，從 5 月 6 日延長到 31 日。
2020.5.5	臺灣今日零確診，目前共 438 例確診，包含 6 死、334 人解除隔離。有 4 人三採陰出院後，又復陽而重入院，指揮中心專家諮詢小組召集人張上淳表示，4 人病毒量低、應不具傳染力。 行政院 4 日宣布擴大急難紓困方案，針對有工作，但因為疫情影響，造成生活困難者，可以請領急難紓困。不過，條件是申請者必須無加軍、公、教、勞、農保。今指揮中心再透過公式講解「家戶每人每戶生活費」的算法。申請日自 5 月 6 日開始，符合資格者可至鄉鎮市區公所辦理，書面審核通過即可領到急難金。 129 人自印度搭專機返台，9 人自述曾現症狀，採檢結果全數陰性，已前往集中檢疫所隔離。旅客包括在印度、孟加拉工作及旅居的 114 名國人，以及 15 名在台工作的外籍人士。
2020.5.5	全球確診突破 360 萬，死亡人數突破 25 萬。法國成為繼英、義、西與美之後，第 5 個死亡病例超過 2.5 萬例的國家。而英國死亡人數已超越義大利，成為歐洲最多，在全世界僅次於美國的 7 萬多例。

2020.5.6	臺灣新增 1 境外移入，入境時採檢結果為陰性，檢疫期間持續流鼻水、鼻塞，且出現味覺異常，二度採檢確診。目前共 439 例確診，339 人解除隔離。 4 月 21 日武漢類包機 229 人，已解除隔離。 根據科學期刊《自然通訊》（Nature Communications），荷蘭宣布發現編號「47D11」的抗體，稱可有效阻斷 COVID-19 感染。荷蘭也宣布下週將放寬防疫，展開為期 4 個月的分階段解封計畫。
2020.5.7	臺灣單日新增 1 例境外移入，案 440 曾於卡達確診，康復後返台，又於居家檢疫期間檢出陽性。目前確診 440 例，包含 6 人死亡，347 人解除隔離。高山型國家公園（玉山、太魯閣、雪霸）山屋即日起恢復正常申請。 聯合國估 2020 年國際旅客跌 8 成，但復甦有望。西班牙宣布再延長實施兩週的緊急狀態。義大利米蘭時裝週將於 7 月線上舉行。
2020.5.8	臺灣今日無確診，維持確診 440 例，含 6 死，355 人解除隔離。臺灣逐步放寬防疫措施：滯留湖北的民眾可自行返台，但須在集中檢疫所檢疫 14 天。 中華職棒比賽今晚開放 1 千名觀眾入場，是今年全球第一個球迷可進場的職棒比賽。 業者符合以下 4 項規範，可不受室內 100 人、室外 500 人集會限制，但千人公眾集會建議尚未取消：1. 保持社交距離，室內 1.5 公尺、室外 1 公尺，座位有隔板或梅花座。2. 戴口罩、量體溫，入口及場內提供洗手用品。3. 建立實名制，掌握人流管制情形及環境清消。4. 消防及建築物公共安全檢查合格。 歐盟呼籲申根區成員國（包括冰島、列支敦斯登、挪威、瑞士等非歐盟成員）再延長非必要的旅遊禁令 30 天，直至 6 月 15 日。美國 4 月就業人口流失 2050 萬人，失業率衝上 14.7%，為 1930 年代經濟大蕭條以來最低點。義大利繼英國之後，成為第 2 個死亡病例破 3 萬的歐洲國家。澳洲宣布 3 階段解除抗疫封鎖計畫，希望經濟在 7 月底前回穩。香港放寬限聚令，酒吧、健身房、美容院和電影院都將重啟營業。
2020.5.9	臺灣單日無新增確診，維持確診 440 例，含 6 死，361 例解除隔離。 照護疑似或確診病例的急診醫護納入「執行嚴重特殊傳染性肺炎醫療照護及防治發給補助津貼及獎勵要點」獎勵對象。開放加護病房跟安寧病房，每天有固定時段、每一床最多 2 人，可入院探視。
2020.5.10	臺灣單日無新增確診，維持確診 440 例，含 6 死，366 例解除隔離。 全球確診數突破 400 萬例。波蘭總統大選因封鎖令成為幽靈選舉，投票所關閉、投票率掛零。波蘭選委會表示，議會須在兩週內再訂投開票日期。

2020.5.11	臺灣單日零確診，但新增 1 死（案 197），是首例無慢性病年輕個案死亡案例。案 197 為 40 多歲男性，入院時並無肺炎，不料發病後 9 天病情急轉直下，28 日因呼吸會喘轉至加護病房，隨即使用葉克膜，後因敗血性休克、多重器官衰竭於 5 月 10 日死亡。專家推測，「細胞激素風暴」可能是造成病情快速變化的原因。室內聚餐人數今起放寬至 250 人。 法國即日起逐步解除全國性封鎖限制，今是 8 週來首次不用申請許可就能出門。丹麥購物中心、咖啡廳和餐廳於 11 日恢復開放，12 歲以上的學生也將重返校園；美術館、博物館、遊樂園和電影院將自 6 月 8 日起恢復營業。 瑞士 11 日開始實施解封計畫，開放中小學復課，並允許商店、餐廳、市場、博物館、圖書館營業。 紐西蘭總理宣布，國內防疫封鎖措施將在接下來 10 天內逐步退場，不過仍將維持部分限制。土耳其宣布疫情獲得控制，允許某些商家恢復營業。上海迪士尼樂園因疫情關閉近 3 個月後，在實施人流管控下重新開園。
2020.5.12	臺灣單日零確診，已一個月無本土案例，維持確診 440 例，含 7 死，372 人解隔離。中國湖北、吉林 7 日起再現小規模群聚感染；武漢市再次發布緊急通知，將對全市開展全員核酸篩查。 韓國首爾市梨泰院夜店 5 月初爆發群聚感染，至今午累計確診破百例，韓國學生到校上課日期延期，高中三年級延至 20 日，其他各級學校延至 5 月 27 至 6 月 8 日。 俄羅斯連 9 天超過 1 萬確診，累計 23.2 萬人染疫，超越英國、西班牙，排名全球第 2。普丁仍宣布封鎖措施自今起逐漸放寬，以提振經濟，各地區須視各自情況採取抗疫措施。印度鐵路公司宣布今起將逐步恢復鐵路網運作。雖然死亡數激增，政府仍預定 17 日解除封鎖。新加坡樟宜機場繼第二航廈暫停運作後，第四航廈也將從 16 日起暫停營運。新加坡國防部暫停所有大型海外軍事演習。
2020.5.13	臺灣單日零確診，維持確診 440 例，含 7 死，375 人解隔離。 中國吉林市封城。吉林市轄下的舒蘭市 7 日爆發首例本地確診病例以來，截至 13 日早上 8 時，吉林市累計本土確診病例 21 例。 泰國今日無新增確診病例，是自 3 月 9 日來的第一次。英國首相強生（Boris Johnson）宣布「有條件」解禁，開放無法在家上班的民眾，例如建築業或製造業等恢復到班。民眾可外出運動、和其他人見面，但必須保持 2 公尺距離，且僅限一次見一人。不過蘇格蘭、威爾斯和北愛爾蘭地方政府仍要求民眾繼續待在家中。 巴西新增 1 萬 1,385 例確診，再創單日新高，累計確診數為全球第 6 高。賴索托王國（Lesotho）出現首例確診病例，是非洲 54 國中最後失守的國家。

2020.5.14	臺灣首度連續 7 天無確診，維持確診 440 例，含 7 死，383 人解隔離。 WHO 警告，新型冠狀病毒恐像愛滋病毒一樣永遠無法消滅。疫情衝擊經濟，預估全球經濟今年將萎縮 3.2%，大蕭條以來最慘。 日本「緊急事態宣言」公布近一個月，已有 39 縣疫情趨緩，日本首相安倍晉三宣布這 39 縣先行解禁，東京都等 8 地區仍維持緊急事態。斯洛維尼亞過去兩週每日新增確診低於 7 例，因此政府宣布境內疫情結束，成為第一個宣布疫情告終的歐洲國家。
2020.5.15	臺灣連 8 天無確診，尚有 46 人醫院治療中。中華職棒觀賽人數放寬至 2,000 人；允許有限度的飲食，可購買現場餐盒；親子一同入場可坐鄰近位置。 美國紐約市防疫封鎖措施延長至 6 月 13 日。巴西疫情仍不樂觀，前任衛生部長下台不到一個月，新部長泰克（Nelson Teich）也辭職。伊朗新增確診 2,102 起，累計確診數 11.6 萬，全球第 10。 中國國家衛健委官員回應美國國務卿質疑，表示 1 月 3 日對引起不明原因肺炎的病原體「進行管理」，做出銷毀在內的生物安全要求。而 WHO 駐中國代表日前告訴媒體，中國多次拒絕 WHO 參與病毒來源調查，WHO 也無法從武漢病毒研究所和武漢市衛生健康委員會兩個實驗室取得研究日誌進行調查。衛健委回應，稱 WHO 從未就參觀某一個實驗室提出過請求。
2020.5.16	臺灣連 9 天無確診，尚有 44 人醫院治療中。商務人士檢疫規定擬鬆綁，目前研議短期入境者檢疫 5 天且無症狀、檢驗陰性者，可望放行 2 到 3 天；長期入境者則維持 14 天居家檢疫。 滯留馬爾地夫的 36 名臺灣人，晚間搭乘華航包機降落桃園機場。原先預定 41 人從首都瑪萊搭乘包機，但因風浪過大，最後僅 36 人順利搭機。 全球確診突破 450 萬例，死亡人數突破 30 萬。義大利宣布 6 月 3 日起全面開放邊境，並恢復境內旅行。這將是義大利復原之路上的重大里程碑。德國足球甲級聯賽停賽 2 個月後，以閉門方式復賽，球員用手肘接觸慶祝進球。
2020.5.17	臺灣連 10 天無確診，38 人持續住院隔離中。 中國吉林省單日再新增 3 例本土感染，至 17 日晚間已有 34 起本土病例，感染源仍待釐清。 日本疫情趨緩。今大阪府新增 0 例、東京都單日新增 5 例，是東京都自 3 月 22 日至今首次出現單日 5 例以下紀錄。印度確診數超越中國，來到 9 萬人，政府宣布第 3 度延長全國封鎖期，直到 5 月 31 日。多數省市允許公車和計程車等，及獨立商店有限度營運。俄羅斯單日新增 9,709 例，確診人數超越 28 萬。 巴西超過 23 萬例確診，全球排名第 4。

2020.5.18 ~19	18、19 日皆無確診病例，連 12 日零確診、連 37 日無本土確診案例，全台累計確診案例維持 440 例、7 死，仍有 32 人住院中，其中 1 名 70 餘歲患者使用呼吸器。 世界衛生大會（WHA）18 日以視訊方式召開。美國衛生部與臺灣衛福部同步發表聲明，對於這次無法邀請臺灣參與 WHA 表達遺憾。中國國家主席習近平受總幹事譚德賽（Tedros Adhanom）邀請發表演說，表示將捐贈 20 億美元給 WHO 協 助防疫。臺灣以觀察員身分出席的議題，將於今年底復會時再處理，經總務委員會討論，再向全體大會建議是否正式列入議程。美國總統川普 18 日晚間對譚德塞發出白宮正式信，要求 WHO 必須在未來 30 天內提出有效的具體改革對策，否則美國將永久刪除凍結中的 WHO 會費，並考慮退出 WHO 的組織。 香港政府 19 日宣布 8 人限聚令延長至 6 月 4 日，但沒有供應食物的宗教集會遵照指引即可豁免。香港持續 30 年的六四集會勢遭反對。
2020.5.20	連 13 日零確診、連 38 日無本土確診案例，全台累計確診案例維持 440 例、7 死，仍有 31 人住院中，WHO 表示，過去 24 小時內，全球新增 10.6 萬確診病例，創下單日最高紀錄。在富國逐步解除防疫封鎖令之際，WHO 對中低收入國家未來疫情表達憂心。 日本原訂 8 月 10 日的夏季甲子園賽事確認取消，是二戰以來第一次。
2020.5.21	臺灣單日新增 1 確診，為自墨西哥境外移入個案。全台累計確診案例增至 441 例，已連續 39 天沒有本土案例。 全球確診數突破 500 萬，死亡人數突破 32 萬。
2020.5.22 ~23	臺灣 22 日及 23 日皆零確診，已連續 41 天無本土病例。目前維持 441 例，411 人解除隔離，23 人住院治療中。 指揮中心調整對「復陽」個案的隔離政策，未來若出現三採復陽者，無需再次入院、接觸者也不須隔離。除非發生特殊狀況，例如復陽者驗出高病毒量，才需收治入院。 馬來西亞首相慕尤丁篩檢呈陰性反應，自 22 日中午起隔離 14 日。新加坡 23 日單日通報 642 起新增病例，確診人數逾 3 萬。
2020.5.24	臺灣今日零確診，維持 441 例，累積 414 人解除隔離，20 人住院治療中。 巴西累計確診人數逾 34 萬，超越俄羅斯，成為全球第二高確診國。

2020.5.25	臺灣單日零確診，維持 441 例，415 人解除隔離，19 人住院治療中。 指揮中心公布各行各業防疫解禁標準，以下三項標準至少達成一項，並搭配實名制，即可試辦。 1. 維持室內 1.5 公尺，室外 1 公尺安全社交距離。2. 配戴口罩。3. 適當阻隔設施如隔板等。放寬精神科病房探視禁令，即日起開放民眾在達成以下 3 標準前提下探視：1. 採預約制，探視者需實名登錄個人資料。2. 探視者需量體溫、維持手部清潔、接受旅遊、職業、接觸及群聚共四方面的 TOCC 詢問。3. 每位病人 1 天限探視 1 次，同一時間同一空間限 1 組訪客、每組至多 2 人，所有人都須戴口罩。 日本全面解除緊急事態宣言。
2020.5.25	2020.5.26 臺灣單日零確診，目前 441 例，416 人解隔離，18 人在院治療中。 敦睦艦隊磐石艦群聚感染結案，共有 36 名確診者、8 名極可能病例。疫調結果顯示，第一起確診個案發病時間是 3 月 10 日，磐石艦抵達帛琉時間則為 3 月 12 日，故研判是在臺灣染疫，但找不到感染源。
2020.5.27 ~28	臺灣連 7 日零確診，420 人解除隔離。 指揮中心公佈「實聯制措施指引」，即日起實施：機關收集民眾資料時應遵守保護原則，明確告知收集資料的範圍、禁止目的外使用，並且要指定專人保存，28 天後就要刪除。病房探視規定再放鬆，住院超過 7 天以上病人開放探視，一天一組，2 人為限。
2020.5.29	臺灣單日新增 1 境外移入。目前全台共確診 442 人，包含 7 人死亡，420 人解除隔離，15 人治療中。 指揮中心放寬自費篩檢條件，以下 7 條件皆適用： 1. 居家隔離、檢疫者，因二等親內親屬身故或重病，需外出奔喪或探視者。 2. 因旅外的親屬事故或重病等緊急特殊因素，需要入境他國。3. 工作因素。 4. 出國求學。5. 外國、中港澳人士境。6. 相關出境適用對象的眷屬。7. 因其他因素需檢驗的民眾。 日、韓、印尼陸續鬆綁防疫政策，但卻引起疫情反彈。日本 25 日解除全國緊急事態宣言，然而超過 3 周未出現新增確診案例的北九州，卻再度確診 43 例，且找不到感染源頭；東京也疑似出現醫院群聚感染。韓國 29 日宣布新增 58 例確診案例，所有新增確診案例均發生在首爾與周邊區域。印尼雅加達原先打算在 6 月 4 日起解封，但 28 日再宣布 687 例確診，死亡人數增加 23 人，達到 1,496 人。目前達 24,538 例，病例數僅次於新加坡， 是東南亞第二高。 美國宣布退出 WHO，並宣布將切斷供給資金。
2020.5.30	臺灣單日零確診。目前全台共確診 442 人，包含 7 人死亡，421 人解除隔離，14 人治療中。 指揮中心宣布有條件核准新藥「瑞德西韋」許可，使用於重度個案。1,000 人次藥品最快 7 月底前抵台。

2020.5.31	臺灣單日零確診。目前全台共確診 442 人，包含 7 人死亡，423 人解除隔離，12 人治療中。 全球感染人數累計達 600 萬，逾 36 萬人死亡。
2020.6.1	臺灣新增確診 1 人，為自美國的境外移入。目前全台共確診 443 人，包含 7 人死亡，427 人解除隔離，9 人治療中。
2020.6.2 ~7	臺灣無新增病例，6 人隔離治療中。7 日開始，臺灣大規模解封。 搭乘大眾交通工具保持社交距離，可脫口罩；台鐵高鐵可飲食；風景區、觀光遊樂業不再限制人流。波蘭包機 7 日凌晨抵台，機上 116 名國人順利返台，為台波史上 首次直航。 5 日，世界衛生組織更改防疫建議，呼籲群眾在疫情嚴重地區、維持社交距離地區，必須戴口罩。 全球確診人數達 690 萬人，死亡人數逾 39 萬人。印度成為全球確診人數第五高國家。
2020.6.8 ~ 14	臺灣無新增病例。高雄上呼吸道群聚案，14 日採檢 4 人結果均為陰性，初步排除 COVID-19 可能。 中國疫情再起。北京連續 56 日零確診後，從 11 日 1 起、12 日 6 起、到 13 日 36 起確診，均與豐台區新發地批發市場有關。 根據報導，在市場切割鮭魚的砧板上檢測到病毒，目前仍在釐清感染源。 全球已累計 778 萬人確診，43 萬人死亡。日本東京都 13 日新增 24 人確診，已連續 3 天確診超過 20 例。巴西 13 日單日增 2 萬 1,704 人確診，確診與死亡數均為全球第二高。（美國 200 萬人確診，11 萬人死亡；巴西 85 萬人確診，4 萬人死亡）印度 13 日單日增 1 萬 1,458 起確診，創下單日通報新高。至 14 日累計破 32 萬人，超越英國成為第四大國。
2020.6.17	臺灣無新增病例，已連續 66 天沒有本土案例。截至目前為止 445 人確診，包含 7 人死亡，434 人解除隔離，4 位在院治療中。6 月 22 日起部分境外鬆綁，短期商務人士入境符合以下 4 條件者，可縮短居家檢疫時間。 1. 指揮中心宣布可入境的人士：包含有居留證的外籍、港澳、大陸人士；無居留證，但有外交公務、商務履約、其他特別許可的外籍人士，以及無居留證但因商務履約、跨國企業內部調動而需來台的港澳人士。2. 來台停留時間需小於 3 個月（超過 3 個月則維持檢疫 14 天）。3. 短期來台目的為從事商務活動。4. 出發地為指揮中心公告的 11 個低感染風險、4 個中低感染風險國家／地區，登機前 14 天沒有其他國家／地區旅遊史。其中，低感染風險國家／地區為：紐西蘭、澳洲、澳門、帛琉、斐濟、汶萊、越南、香港、泰國、蒙古、不丹；中低感染風險國家／地區為：韓國、日本、馬來西亞、新加坡。

2020.6.17	申請時，必須要備妥邀請廠商的相關證明資料、在台行程表、防疫計畫，以及登機前 3 天的 PCR 陰性檢驗報告。 入境後，若出發地為指揮中心核定的低感染風險國家／地區，入境時仍須入住防疫旅館，但可申請在入境後第 5 天自費篩檢；若為中低感染風險國家／地區，則可在入境後第 7 天自費篩檢，取得陰性報告，就可改為自主健康管理至入境 21 天。 教育部開放 11 個低風險國家／地區應屆畢業境外生來台，包含紐西蘭、澳洲、澳門、帛琉、斐濟、汶萊、越南、香港、泰國、蒙古、不丹。指揮中心規劃，第一階段讓 108 學年度的應屆畢業生優先入境，待入境檢疫等狀況穩定後，將再依序開放舊生、109 年度新生入境。確診者解隔離出院條件更動，調整為 2 採陰即可出院。但確診者須符合以下條件：臨床症狀緩解需要 3 天以上，從發病到二採陰也至少要 10 天。 宏都拉斯總統葉南德茲（Juan Orlando Hernandez）確診住院，第一夫人和 2 名幕僚也確診。
2020.6.18 ~21	18 日新增一起境外移入（案 446），為 60 多歲男性，1 月前往孟加拉工作，6 月 12 日搭機至馬來西亞，13 日與案 444、445 等 12 名台商乘專機返台。目前有 446 例確診，355 例境外移 入、55 例本土病例及 36 例敦睦艦隊，7 人死亡，434 人解除隔離。 19 日，放寬醫療院所管制措施，每日開放可探視時段增至 2 個時段，不限病房科別： 一、訪客及人員進入醫療院所須全程配戴口罩。二、訪客每日開放固定 2 個時段，每名住院病人每次至多 2 名訪客為原則，醫院得視情形調整。三、住院病人之陪病者（含照顧服務員）以 1 名為原則。四、住院病房訪客及陪病者採實聯制登記，並詢問旅遊史、職業別、接觸史及是否群聚。五、醫院照顧服務員應登錄於衛生福利部長照機構暨長照人員相關管理資訊系統。六、醫療機構工作人員（含外包）應穿戴防護裝備。 中國的北京群聚案疫情仍持續升溫，19 日北京市再添 22 例。 自 11 日迄今，北京累計確診已達 205 例。 全球已累計 879 萬人確診，46 萬人死亡。世界衛生組織（WHO）表示，19 日全球單日確診新增逾 15 萬人，為目前最高紀錄。 美國 19 日增超過 3 萬人確診，且疫情集中於亞利桑納州、佛州、加州、南卡羅來納州和德州等南方州及西岸地區。巴西 19 日累計確診數超過 100 萬人，為美國之後第二個破百萬確診的國家。

2020.6.22 ~28	24 日，日本確診 1 名自台返日無症狀感染者，為日本籍 20 多歲女性，2 月底入境臺灣，於南部就學。25 日，新增 1 例境外移入，為瓜地馬拉返國者。26日，日本女學生案採檢相關接觸者 123 位，結果皆為陰性。初步判斷有兩種可能，第一是該個案是偽陽性，第二種則是在台感染，但已感染超過 1、2 個月。 北京群聚案自 11 日至今，累計已有 280 例確診。其中，25 日新增的 11 名北京個案，多數在較早的核酸檢測呈陰性反應，隨後出現症狀後再度採檢才呈陽性。 28 日，全球確診人數突破 1,000 萬，死亡人數逼近 50 萬人，美國、巴西等國疫情仍在延燒。 歐盟（EU）預計 7 月 1 日起，有限度重啟邊界。首波開放 18 國，包括阿爾及利亞、澳洲、加拿大、喬治亞、日本、蒙特內哥羅、摩洛哥、紐西蘭、盧安達、塞爾維亞、南韓、泰國、突尼西亞、烏拉圭、安道爾侯國、聖馬利諾共和國、摩納哥及教廷。 26 日，泰國廉航「酷鳥航空」（NokScoot）董事會宣佈進入清算程序，將退出市場。27 日，韓國新增 51 起確診病例，主因是首爾某教會爆發新一波群聚感染。26 日，日本單日新增 105 例確診，為時隔 1 個半月來、5 月 25 日解除「緊急事態宣言」後，首度再破百例。28 日，日本官方回應，現階段沒必要再度公布緊急事態宣言，也不須要求民眾避免跨都道府縣移動。23 日，塞爾維亞籍「世界球王」喬科維奇（Novak Djokovic）確診。
2020.6.29 ~7.3	7 月 2 日，新增 1 起境外移入個案，為自墨西哥返國者。 3 日，新增 1 例境外移入，為自南非返國者。目前全台累計 449 例確診，其中 7 人死亡、438 人已解隔離。 指揮中心 7 月 1 日宣布，增加 3 個國家列入臺灣解封名單，分別是寮國、柬埔寨納入低風險國家；斯里蘭卡納入中低風險國家；澳洲則因疫情恐回升而列為觀察名單。 目前解封低風險國家／地區有：紐西蘭、澳洲（觀察中）、澳門、帛琉、斐濟、汶萊、越南、香港、泰國、蒙古、不丹、寮國、柬埔寨。中低感染風險國家／地區為：韓國、日本、馬來西亞、新加坡、斯里蘭卡。 以上國家短期商務人士入境符合條件者，可縮短居家檢疫時間。 歐盟於 7 月 1 日宣布解除旅行禁令的國家名單，一共 14 個國家開放邊境管制，亞洲部分僅包含日本、韓國、泰國，1 國（中國）則採條件開放。臺灣不在此名單內。歐盟理事會稱，決定解封的條件，包含防疫措施、經濟社會考量、互惠原則，以及 3 項流行病學條件。 日本 5 月底解除緊急事態宣言後，7 月 2 日，東京再度出現單日確診人數破百記錄，隔日確診再度破百人，外界擔憂日本將迎來第二波疫情。 北京自 6 月 11 日以新發地市場為中心爆發疫情，至 7 月 3 日累計 331 例，中國官方通報單日確診數降至個位數，稱疫情已到尾聲。

2020.7.4 ~7.10	10 日，臺灣新增 2 例境外移入，為自美國返台女子、及自阿曼經杜拜轉機返國男子。目前全台共 451 確診，其中有 7 例死亡，438 人已解除隔離。 指揮中心宣布放寬居家隔離／檢疫者奔喪、探病規定，若有親屬逝世或重病等緊急需求，可在符合 4 前提下外出，以一天一次、每次 2 小時為限。自臺灣返日確診的日籍女學生周邊人士篩檢結果出爐，在台的 123 名接觸者，及 90 名同校非接觸者、卻曾有發燒、呼吸道症狀的師生結果均為陰性。指揮中心 8 月 5 日宣布結案。 7 日，巴西總統波索納洛（Jair Messias Bolsonaro）確診 COVID-19，此時巴西已有超過 162 萬人確診、超過 6 萬人死亡，然而巴西政府仍堅持放寬戴口罩限制。8 日，不滿 WHO 對疫情和中國的處置，美國正式宣布退出 WHO，預計將於 2021 年 7 月 6 日生效。目前美國確診數已超過 300 萬人。截至 10 日統計，全球已突破 1200 萬人確診，54 萬人死亡。
2020.7.11 ~7.17	16 日，臺灣新增 1 境外移入；17 日，臺灣新增 2 境外移入，3 案例皆為自菲律賓返國個案。目前臺灣共 454 例確診，包含 7 起死亡案例、440 人已解除隔離。 指揮中心公布實名制口罩逾期未領的補領方案，將以簡訊通知民眾於指定時間內，至原指定通路及門市補領。詳細規定可見此處。自 16 日零時起，開放 2 歲（含）以下持居留證的陸籍子女可申請入境。 截至 17 日下午 3 時半，全球確診數突破 1380 萬，死亡數突破 58 萬。16 日全球單日新增 24 萬人確診，創下新高。印度疫情險峻，17 日單日新增 3.5 萬例，成為繼美國、巴西之後，第三個全國確診數突破 100 萬大關的國家。巴西確診數突破 200 萬例、死亡數突破 7 萬 6 千人。美國放寬管制措施後，疫情回升至單日確診超過 6 萬人，17 日更達 7.7 萬人確診，目前全國確診數已突破 350 萬。
2020.7.18 ~7.24	19 日，臺灣新增 1 境外移入，為在香港工作的臺灣人；24 日，臺灣新增 3 境外移入，皆為自菲律賓返國個案，目前累計 458 例確診。 因香港、澳洲疫情持續上升，22 日起自「短期商務人士入境申請縮短居家檢疫」之中低感染風險國家／地區移除，即入境必須居家檢疫 14 天。自 8 月 1 日起，除健康檢查、美容醫學等非急迫性醫療需求，國際醫療病患可透過醫療機構檢具相關資料、文件提出來台就醫申請。 全球多地都傳出第二波疫情，截至 24 日下午 4 時半，全球確診數突破 1550 萬，死亡數突破 63 萬。美國突破 400 萬例確診，平均每小時新增 2,600 例，全球最高。 香港確診個案人數遽升，23 日單日新增 118 例確診，其中 111 例為本土個案，再創歷史新高，許多確診者感染源不明。港府 19 日宣布公務員在家工作一週，23 日宣布延長至 8 月 2 日。 日本東京都 23 日單日新增 366 確診，是疫情爆發以來首度單日超過 300 例，且已連續 15 天新增逾百例。

2020.7.25 ~7.31	27 日，新增 4 例境外移入，分別為在賴索托工作返台女子、南非返台母子、及自美國返台男子；28 日，新增 5 起境外移入，其中 4 人由菲律賓入境，1 人由香港入境。目前全台共 467 例確診，其中 7 人死亡、441 位已解隔離。 由於菲律賓疫情嚴峻，且臺灣出現多起自菲返國者確診，26 日起自菲律賓入境的國人及持居留證人士無論有無症狀都要全數採檢，是第一個入境我國要全數採檢的國家。 27 日，1 名泰籍移工自臺灣返泰後確診，感染源不明。臺灣驗檢其 189 名同公司接觸者，結果皆為陰性，指揮中心 8 月 5 日宣布結案。 27 日，WHO 總幹事譚德塞召開記者會，稱 COVID-19 是「史上最嚴重全球衛生緊急事件」。截至 31 日，全球確診數已突破 1720 萬，死亡數突破 67 萬。美國確診數超過 440 萬，死亡人數超過 15 萬，是全球疫情最嚴重的國家。全球疫情第二嚴重的巴西，已突破 260 萬確診，9 萬人死亡。繼總統波索納洛（Jair Messias Bolsonaro）確診後，巴西內閣又出現 5 人染疫，包含第一夫人蜜雪兒‧波索納洛（Michelle Bolsonaro）、科技部長馬可斯‧龐特斯（Marcos Pontes）。全球第三嚴重的印度，目前突破 158 萬人確診、3 萬人死亡；30 日單日通報的新增病例數首度突破 5 萬例。 日本新增病例驟升，29 日單日新增 1229 例，創下首度破千紀錄。此外岩手縣也出現病例，至此日本 47 都道府縣全數淪陷。東京奧運籌備委員會秘書長表示，預定 2021 舉辦的東奧可能會採取限制人數入場。 中國疫情反彈，30 日本土病例數再度破百，其中有 96 例集中於新疆。香港已超過一週單日確診數都破百，港府 29 日宣布限聚令收緊至只能 2 人、全面禁止餐飲內用、只能外帶。後者引起社會反彈，實施一天後，港府宣布改開放社區會堂供民眾用餐。
2020.8.1 ~8.7	1 日新增 7 起病例，6 例為境外移入，及 1 例感染源待釐清的比利時籍工程師個案（案 469）。案 469 在彰化工作，5 月 3 日入境臺灣，7 月 29 日到醫院自費採檢後確診，期間沒有任何症狀。指揮中心已匡列接觸者採檢中。2 日，單日新增 1 例境外移入。4 日，單日新增 1 例境外移入。 5 日，出現第 4 例臺灣出境後遭確診個案，為一日本籍男子，來台 1 個半月於北部公司任職，期間無症狀，返日後驗出陽性。指揮中心宣布 8 大場所需戴口罩。6 日，單日新增 1 例境外移入。全國目前有 477 例確診。 全球突破 1900 萬人確診，71 萬人死亡。疫情最嚴重前三名國家：第一名美國確診數突破 488 萬；第二名巴西確診數突破 291 萬；印度 7 日確診數則正式突破 200 萬大關，成為全球第三個確診數破 200 萬的國家。更出現 24 小時內確診數超過 6.2 萬人紀錄，速度直追美國、巴西。俄羅斯 6 日確診數突破 87 萬人，成為全球病例第 4 多的國家。菲律賓疫情驟升，在 6 日超過印尼，成為東南亞確診數最多國家。日本疫情升溫，指揮中心 5 日起將其自中低感染風險國家名單中移除。

2020.8.1 ~8.7	目前商務人士可以申請縮短來台居家檢疫的國家名單為： 低感染風險國家／地區：紐西蘭、澳門、帛琉、斐濟、汶萊、越南、泰國、蒙古、不丹、寮國、柬埔寨、緬甸。 中低感染風險國家／地區：韓國、馬來西亞、新加坡、斯里蘭卡。
2020.8.8 ~8.14	8 日，新增 2 例自菲律賓返台的境外移入案例。9 日，新增 1 例自菲律賓返台的境外移入案例。針對菲律賓入境者檢疫規定升級：繼 7 月 26 日起實施的所有入境者全數採檢規定後，12 日起，所有旅客均需接受機場檢疫，並於集中檢疫場所檢疫 14 天。12 日，新增 1 例自菲律賓返台的境外移入案例。 放寬持臺灣居留證籍陸子女入境規定：指揮中心 7 月開放 2 歲以下陸籍子女可以申請入境，13 日起放寬至 2 至 6 歲，父母可隨行返台。目前全台共 481 例確診，其中 7 人死亡、450 人已解隔離。 全球突破 2000 萬人確診，75 萬人死亡。疫情最嚴重前三名國家：美國確診數突破 520 萬例、巴西突破 320 萬例；印度突破 240 萬例，且已連續超過 2 週單日確診數超過 15 萬例，增長速度驚人。 東南亞確診數最多的國家菲律賓，疫情持續升溫，近 2 週單日平均確診數近 3,500 例，已有 14 萬人確診。
2020.8.15 ~8.21	15 日，新增 1 例自菲律賓返台的境外移入個案。 16 日，新增 2 例境外移入個案，分別自澳洲、菲律賓返台。 17 日，新增 1 例自美國返台的境外移入個案。18 日，新增 1 例自菲律賓返台的境外移入個案。19 日，寮國、越南分別通報 1 起自台移入的確診個案。截至目前，全台共 486 例確診，其中 7 人死亡、457 人已解除隔離。
2020.8.22 ~8.28	22 日，新增 1 例自墨西哥返台的境外移入個案。 24 日，中國上海通報，檢出 1 例自台入境個案確診。25 日，菲律賓通報，檢出 1 例自台入境個案確診。26 日，韓國兩週內疫情快速升溫，遭指揮中心從中低風險國家名單中移除。最新名單為： 低感染風險國家／地區：紐西蘭、澳門、帛琉、斐濟、汶萊、泰國、蒙古、不丹、寮國、柬埔寨、緬甸、斯里蘭卡、諾魯、東帝汶、模里西斯。中低感染風險國家／地區：馬來西亞、新加坡、越南。目前全台共 487 例確診，其中 7 人死亡、462 人已解除隔離。 彰化縣衛生局和台大公衛學院合作的萬人血清篩檢，公布研究四大結果： 1. 高風險者陽性率低：沒確診的高風險族群 4,841 人中，有 4 人測出中和抗體，陽性率僅萬分之 8.3。 2. 確診者抗體保護時間長：確診 18 名個案，抗體檢測全呈現陽性，在染病 100 天後，3 種抗體全部都有測到，包括最重要的中和抗體，還有的個案甚至長達 5 個月，顯示患者痊癒後仍受到抗體保護，至於可以持續多久，仍需追蹤。 3. 境外移入確診個案抗體出現較早：研究也針對境外移入和本土接觸者確診個案進行對照，發現境外移入的個案，抗體出現較本土病例早，顯示境外移入個案病毒濃度較高。本土病例可能因隔離、口罩等防疫效果，讓病毒濃度較低。

2020.8.22 ~8.28	4. 醫護接觸者零陽性：證明醫內感染管控有效。 全球病例突破 2400 萬，死亡數突破 83 萬。美國確診數突破 580 萬，自 7 月疫情升溫起，近一週是每日新增確診數首度低於 5 萬人的一週；相較之下，巴西每日新增確診數卻仍在攀升，26 日高達 4 萬 7 千人，全國目前共有 376 萬人確診；印度 23 日新增確診數則高達近 7 萬人，全國共 338 萬人確診。兩者病例攀升速度皆已超越美國。韓國自 3 月後疫情迎來第二波爆發，出現多起社區感染，首爾市政廳等政府機關出現多人確診。
2020.9.5 ~9.18	5 日，單日新增 2 例境外移入個案，分別自菲律賓、印尼入境。6 日，單日新增 1 例自菲律賓境外移入個案。 7 日，單日新增 1 例自尼泊爾境外移入個案。8 日，單日新增 1 例自法國境外移入個案。10 日，單日新增 1 例自印尼境外移入個案。11 日，單日新增 2 例自菲律賓境外移入個案。 14 日，單日新增 1 例自菲律賓境外移入個案。16 日，單日新增 1 例自菲律賓境外移入個案。菲律賓檢出 6 例自臺灣入境的陽性個案，皆為菲律賓籍移工，分別在台從事家庭看護、家庭幫傭、工廠作業員、船員等工作。17 日，單日新增 3 例自菲律賓境外移入個案，分別自緬甸、英國、菲律賓入境臺灣。
2020.9.5 ~9.18	香港、越南疫情趨緩；緬甸疫情攀升，故指揮中心調整各地區感染風險層級，目前名單為：低感染風險國家/地區：紐西蘭、澳門、帛琉、斐濟、汶萊、泰國、蒙古、不丹、寮國、柬埔寨、斯里蘭卡、諾魯、東帝汶、模里西斯、越南、馬紹爾群島。中低感染風險國家/地區：馬來西亞、新加坡、香港。全球突破 3000 萬人確診，死亡數突破 94 萬。
2020.9.19 ~9.30	19 日至 30 日臺灣新增 11 例境外移入個案。
2020.10.1 ~10.2	1 日，單日新增 1 境外移入，為長住印尼之台籍 40 多歲男性。 2 日，單日新增 2 境外移入，分別自日本、美國入境。目前臺灣共累計 517 起確診，其中 7 人死亡，484 人已解隔離。 1 日，美國總統川普的貼身幕僚希克斯（Hope Hicks）確診，川普夫婦採檢後也確診染疫，為國際與美國投下震撼彈。
2020.10.3 ~10.16	3 日至 16 日臺灣新增 17 起境外移入個案，至目前為止共 535 人確診、其中 7 人死亡，491 人解隔離。 11 日全球單日確診數來到 389,646 例，創下單日歷史新高。全球已經突破 3700 萬人確診、107 萬人死亡。

索 引

「三倍」振興券 8, 9, 97, 98, 114, 120, 121, 128, 134, 137, 160

《柳葉刀》LANCET 81

「新型冠狀病毒防疫」宣導短片 42, 43, 50

「資訊疫情」（infodemic） 12

2020年公共衛生聯合年會 22

B細胞 85, 86

BSL-3實驗室 104

CHINESE TAIPEI 46

Covid-19 4, 80, 82, 84, 89, 95, 134, 135, 136, 140, 142, 143, 145

COVID-19 3, 5, 10, 15, 19, 21, 23, 27, 32, 34, 35, 37, 38, 42, 44, 45, 47, 48, 49, 50, 56, 58, 63, 76, 80, 82, 87, 89, 93, 94, 95, 96, 100, 101, 104, 105, 108, 112, 113, 114, 138, 139, 141, 142, 143, 144, 145, 146, 163, 169, 170, 171, 175, 176, 177, 178, 181, 184, 185, 186, 187, 188, 189, 190, 191, 194, 195, 197, 199, 202, 207, 210, 211

COVID-19新冠病毒肺炎 32, 34, 45

COVID-19臺灣防疫關鍵決策網 42

IgG 86, 101

IgG和IgM的抗體 86

IgM 86, 101

MERS-CoV冠狀病毒肺炎 30, 44, 45

MERS-CoV病患收治演習 32, 44

N95口罩 68, 69, 73, 112, 141, 177

SARS 2, 3, 4, 9, 10, 12, 16, 19, 20, 22, 25, 27, 28, 29, 30, 32, 33, 42, 44, 45, 49, 51, 52, 58, 65, 66, 68, 83, 85, 86, 94, 95, 96, 100, 134, 135, 136, 138, 139, 140, 142, 143, 145, 146, 163, 168, 169, 198

SARS-CoV-2 4, 19, 52, 58, 85, 86, 96, 100, 138, 145, 169

T細胞 85, 86

V.O.Key 7, 146

一劃

一級開設 5, 35, 37, 38, 39, 40, 41, 45, 49, 50, 142, 173

二劃

人畜共通傳染病 31, 36

二級開設 38, 41, 164, 173

人造病毒 12, 15

入境普篩 8, 97, 98, 100, 103, 105, 108, 121, 123, 124, 128, 134, 160

三劃

三位一體 107, 130, 138

三倍券 115, 116, 120, 121, 131, 139, 141, 142

三級開設 38, 41

三區兩通道 56

口罩 4, 8, 9, 10, 21, 22, 35, 43, 48, 51, 66, 67, 68, 69, 71, 71, 71, 71, 71, 71, 71, 71, 71, 71, 71, 71, 71, 71, 71, 71, 71, 72, 73, 80, 81, 84, 87, 91, 92, 96, 97, 109, 111, 112, 121, 123, 124, 127, 128, 130, 134, 138, 139, 141, 142, 143, 160, 162, 165, 166, 167, 171, 172, 173, 175, 176, 177, 178, 182, 184, 189, 190, 191, 192, 193, 194, 195, 197, 198, 199, 201, 202, 206, 207, 208, 210, 211, 212

口罩外交 97, 98, 111, 112, 130, 134, 142

口罩外交與疫苗外交 97, 98, 111, 134

口罩國家隊 71, 72

口罩實名制 8, 69, 71, 71, 71, 71, 73, 121, 123, 124, 127, 141, 142, 160, 162, 178, 191, 197

口罩實名制2.0 71, 162, 178

四劃

反生物恐怖攻擊指揮中心 36

中央流行疫情指揮中心 4, 35, 36, 37, 38, 39, 40, 41, 42, 45, 49, 50, 65, 105, 113, 114, 135, 142, 162, 164, 165, 166, 167, 171, 172, 173, 175, 176, 177, 191

中央流行疫情指揮中心任務編組 40, 50

中央疫情指揮中心記者會 39, 40

中央緊急醫療災難應變中心 36

公共衛生事件 52

中東MERS 20

火神山醫院 55, 58

中國洩露論 12, 14

中國製假冒MIT 72, 73, 143

比較研究法 6

方艙醫院 52, 53, 54, 55, 56, 57, 57, 57, 57, 57, 57, 57, 57, 72, 73, 90, 138, 139, 141

文獻分析法 6, 20

五劃

台大公共衛生院長詹長權 106

台大公共衛生學院副院長陳秀熙 106

台大公共衛生學院陳秀熙 107

台大公衛學者 106

台大公衛學院 106, 107, 200, 212

台大醫院急診副教授李建彰 106

生物防禦 93

主和派免疫法 75, 84

生物病原災害中央災害應變中心 36

世界衛生大會 46, 47, 48, 205

世界衛生組織 3, 4, 5, 6, 9, 10, 10, 10, 19, 25, 26, 27, 30, 31, 45, 46, 47, 48, 50, 58, 65, 99, 103, 112, 134, 135, 141, 142, 188, 194, 207, 208

外套膜蛋白 17

外套膜（envelope） 17

加速相關檢驗試劑及快篩試劑之研發 103, 104

充電再出發訓練計畫 118

衛生署長楊志良 106

失業勞工 118, 119

民意調查研究法 7

主戰派圍堵法 75, 84, 87, 90

六劃

先天免疫 5, 85

西方墨點法 101

自主健康管理 35, 90, 91, 109, 110, 141, 172, 177, 181, 183, 187, 191, 196, 200, 201, 208

安東尼・弗契 93

行政院衛生署疾病管制局組織條例 27

行政院衛生福利部入境普篩決策措施 103

行政院衛生福利部疾病管制署 25, 27, 34, 128, 134

伏泰爾（Daid Vital） 8

全球疫苗分配計劃 5

全球疫苗共享計畫 112, 130, 138

江英隆 29

自然評論免疫學 85, 95, 138

血漿 20, 87, 140

仿檢體測試 104

七劃

佛系免疫療法 5, 82

防疫口罩管控系統 69

防疫、紓困、振興 115

防疫新生活 2, 4, 9, 10, 23, 25, 97, 98, 113, 114, 121, 123, 129, 131, 134, 137, 143, 160, 199

防疫新生活運動 113, 114, 131, 143, 199

防疫諮詢專線：1922 34

肖恩・克羅蒂Shane Crotty 85, 95

改造病毒 12, 15

決策 4, 7, 8, 9, 10, 25, 26, 26, 26, 26, 26, 26, 26, 26, 26, 26, 26, 26, 26, 26, 26, 27, 29, 30, 33, 42, 44, 45, 49, 50, 51, 52, 66, 75, 76, 76, 76, 98, 103, 121, 122, 124, 134, 136, 138, 141, 162, 177

決策分析創始人施乃德 8, 26

延緩還貸 118

快篩試劑 41, 103, 104, 105, 177

八劃

抵用券 115

杰里米・布朗博士 20, 23, 26, 49, 138

周志浩 2, 30, 37, 39, 40

易君博 8, 26, 49, 138

兩岸政治爭議 99

免疫層析法 101

免疫護照 103, 198

兩神山及13家方艙醫院 54, 55, 73

居家自主管理 9, 10, 97, 98, 109, 110, 134

林芳郁 29

居家隔離 43, 62, 90, 91, 109, 110, 117, 130, 141, 165, 172, 175, 177, 181, 183, 185, 186, 191, 198, 206, 210

居家隔離通知書 109

居家檢疫 36, 40, 43, 90, 91, 98, 109, 110, 117, 141, 165, 166, 167, 168, 169, 172, 174, 175, 180, 181, 182, 184, 185, 186, 187, 189, 190, 191, 196, 201, 202, 204, 207, 209, 210, 212

社區感染 32, 37, 100, 105, 106, 107, 169, 170, 171, 172, 176, 180, 213

政策研究法 7

具感染風險民眾追蹤管理機制 90, 91, 96, 110, 131, 141

武漢「方艙醫院」 56

武漢方艙醫院 56, 57, 72, 138

武漢返台包機事件 98, 99, 129, 142

典範轉移（Paradigm Shift） 136

免繳所得稅 120

侏儸紀公園 135

九劃

施乃德 8, 26

後天免疫 5, 85, 86

建立全國檢驗網 103, 104

流行曲線 81, 84

科技防疫 67

重災區封城 58

致命流感：百年治療史 20, 26, 49, 138, 139

冠狀病毒大流行 4, 182

冠狀病毒肺炎 21, 27, 28, 29, 30, 44, 45, 110, 111, 139, 140, 142, 164

封城 39, 58, 59, 80, 90, 98, 162, 164, 167, 168, 170, 179, 182, 190, 192, 193, 198, 199, 203

降息措施 118

疫苗外交 97, 98, 111, 112, 130, 134, 141

美國基因武器論 12

疫情監測 32, 36, 38, 39, 40

疫苗實驗研究 21

疫情整備期單位自我查檢表 44

春節加班包機 98

建置社區採檢網絡，精準檢驗策略 103, 104

科學革命的結構 136

十劃

個人新冠病毒防範措施 35

紓困方案 9, 10, 97, 98, 114, 115, 117, 134, 137, 189, 201

病毒抗原檢測 101

病毒抗體檢測 101, 103, 130, 140

病毒的流行曲線 83

病毒核酸檢測 100, 101

病毒培養 100

病毒融斑抑制實驗 104

旅客入境健康聲明暨居家檢疫通知書 109

海峽兩岸醫藥衛生合作協議 66

高基氏體 18

浪漫客莊旅遊券 115

振興 8, 9, 10, 35, 97, 98, 114, 115, 116, 117, 120, 121, 123, 124, 128, 131, 134, 137, 139, 141, 142, 149, 160, 173, 181, 197

乘數效應 121

核鞘蛋白 17, 18

十一劃

第一期人體臨床試驗 112

這不是新聞 13

國民保健署 94

陳再晉 29

郭旭崧 30

混沌理論 135, 136

陳秀熙 106, 107

強制隔離 8, 80, 108, 109, 121, 122, 129, 160

強制檢疫隔離 9, 10, 87, 97, 98, 108, 110, 134

細胞內質網 18

細胞的胞吞作用 18

細胞病變 100

健保雲端藥歷系統 67

細胞激素/趨化激素 87

健保體系 65, 67, 73, 141

陳時中 2, 6, 9, 23, 35, 37, 39, 40, 42, 45, 49, 91, 92, 96, 99, 105, 112, 113, 128, 130, 135, 138, 139, 140, 142, 167, 172, 173, 174, 177, 180, 186, 187

國家為什麼會失敗？ 64

國家為什麼會失敗：權力，繁榮與貧困的起源 64

張峰義 30

國家緊急狀態法 76

國家衛生福利部中央流行疫情指揮中心 36

英國 4, 5, 14, 21, 31, 47, 48, 53, 60, 62, 63, 64, 72, 75, 76, 80, 81, 82, 83, 84, 93, 94, 95, 96, 98, 99, 102, 103, 105, 134, 135, 140, 143, 166, 176, 178, 179, 183, 184, 186, 187, 188, 189, 190, 191, 195, 198, 199, 201, 202, 203, 207, 213

健康存摺 67

偽陰性 105

英國首相強生 80, 186, 199, 203

英國首相鮑里斯·強生 82

英國首席科學官華勒斯 81

英國華勒斯爵士（Sir. Patrick Vallance M.B.） 93

健康碼 64, 65, 192

英國醫學期刊 105

英國 COVID-19 防疫新策略：
　　"Alive with Covid-19" 80
動滋券 115
國際衛生條例 31, 46, 66
國際衛生條例（IHR） 31
郵輪防疫處理事件 99

十二劃

黑心口罩 72, 73, 143
量化分析 122, 127
替代性消費 121
茲卡病毒 36
陽明大學潘懷宗教授 20, 86
湯姆‧科頓「生化武器洩露論」
　　14
超前部署 4, 5, 37, 66, 101, 102,
　　130, 138, 162, 173
超前部屬 5, 41, 134, 135
減班休息勞工 118
結核病流行病學 106
棘蛋白 17
稅務協助 119
斯塔福德災難與緊急援助法 76
斯塔福德法 76, 77, 95, 141
湯瑪斯‧孔恩Thomas Kuhn 136
湯瑪斯‧佛里曼「世界是平的：21
　　世紀簡史」 135
報導者 The Reporter武漢肺炎大事
　　記 163
喉頭拭子 101

十三劃

義大利來源論 12, 14
詹長權 106, 107, 130, 138
傳染病防治法 36, 108, 109, 181,
　　186, 191
傳染病防治醫療網 4, 29, 30, 32,
　　40, 44, 45, 50, 65, 139, 143
新冠病毒免疫法 9, 10, 75, 80, 134
新冠病毒命名說 11, 19
新冠病毒特性說 11, 15
新冠病毒起源說 11, 12
新冠病毒國際調查 48, 50, 138,
　　142
新冠病毒圍堵法 9, 10, 75, 76, 88,
　　134
新冠病毒結構說 11, 16
新冠病毒檢測方法 100
雷神山醫院 55
痰液 101
新英格蘭雜誌 105
農遊券 115
群體免疫 5, 81, 82, 83, 84, 85, 95,
　　140, 179, 198

十四劃

彰化縣政府 106
彰化縣衛生局 106, 107, 212
彰化縣衛生局長葉彥伯 107
彰化縣醫師公會會長連哲震 107
鼻咽拭子 101, 103
酵素分析法 101

實得薪金 79
臺灣地區民眾對新冠病毒防疫政策
　　認知傾向 97, 98, 121
臺灣模式（Taiwan Model） 42

十五劃

萬人抗體篩檢 106
萬人健檢 107, 130, 139
質化分析 7, 9, 122, 127, 129, 134,
　　137
增加消費 121
葉金川 29, 32, 33, 44, 46, 49, 140
葉彥伯 106, 107
潘懷宗 13, 20, 23, 86, 96, 138, 140

十六劃

激素風暴 20, 86, 96, 140, 203

十七劃

蔣丙煌 32, 44, 49, 142
聯合國世界衛生組織 3, 4, 6, 9, 10,
　　25, 26, 27, 31, 45, 134, 135
聯合新聞網 162
蔡秉燚 68, 69, 73, 141
醣膜蛋白 17
檢體測試 104

十九劃

邊境檢疫 32, 38, 40, 66

二十劃

嚴重特殊傳染性肺炎防治及紓困
　　振興特別條例 115, 120, 173,
　　181

二十一劃

藝FUN券 115

二十二劃

蘇益仁 29

二十三劃

體液免疫 5, 85, 86

二十五劃

觀光數位轉型計畫 117

二十七劃

鑽石公主號 99, 168, 170, 171,
　　172, 175, 177

國家圖書館出版品預行編目(CIP)資料

我國新冠病毒防疫政策之研究/張耕維著. -- 第一
版. -- 新北市：商鼎數位出版有限公司, 2021.01
　　面；　公分
ISBN 978-986-144-191-7(平裝)

1.傳染性疾病防制　2.病毒感染

412.471　　　　　　　　　　　　　　109021420

我國新冠病毒防疫政策之研究

著　　者　張耕維

發 行 人　王秋鴻
發 行 者　商鼎數位出版有限公司
　　　　　新北市中和區中山路三段 136 巷 10 弄 17 號
　　　　　TEL：(02)2228-9070　FAX：(02)2228-9076
　　　　　郵撥／第 50140536 號　商鼎數位出版有限公司
編輯經理　甯開遠
執行編輯　廖信凱
封面設計　商鼎數位出版有限公司
內文編排　商鼎數位出版有限公司

出版日期　2021/1/10　　第一版／第一刷